Ulla Rahn-Huber

Natürlich heilen
und pflegen mit

Aloe Vera

RiWei
Verlag -GmbH

1. Auflage November 2014
2. Auflage Oktober 2015
3. Auflage Juli 2016
4. Auflage Oktober 2017

Gesamtherstellung:	RiWei-Verlag GmbH
Umschlaggestaltung:	Peter Walla
Satz:	Patricia Knorr

Friedrich Str. 20
93186 Pettendorf

Tel.	0941 / 799 45 70
Fax.	0941 / 799 45 72
E-Mail:	info@riwei-verlag.de
Homepage:	www.riwei-verlag.de
Forum:	www.wuwei-shop.de/forum
TV-Sender:	www.riwei.tv

ISBN 978-3-89758-345-0

Ulla Rahn-Huber

Natürlich heilen
und pflegen mit

Aloe Vera

Hinweis

INHALTSVERZEICHNIS

EINLEITUNG

Aloe Vera - das Geschenk der Venus

Zugegeben, die moderne medizinische Forschung hat in den vergangenen Jahren und Jahrzehnten Riesenfortschritte gemacht. Immer neue, immer kompliziertere Apparaturen wurden entwickelt, und es vergeht kaum ein Tag, an dem nicht ein neues, noch wirksameres Arzneimittel auf den Markt kommt. Und doch scheint es, dass wir heute ungeachtet des medizinisch-technischen Großaufgebots weiter denn je von einem endgültigen Sieg über den Erzfeind des Menschen - die Krankheit - entfernt sind. Euphorische Erfolgsmeldungen über Wunderdrogen aller Art verlaufen sich meist schnell im Sande, und die Hiobsbotschaften über die nachlassende Wirkung einstiger pharmazeutischer "Allroundmittel" wie der Antibiotika mehren sich.

Vor diesem Hintergrund erkennen immer mehr Menschen – Mediziner wie Laien gleichermaßen –, dass das Beseitigen von Symptomen allein nicht genügt, um Heilung zu bewirken, und dass Gesundheit weit mehr ist als die Abwesenheit von Krankheit. Bei ihrer Suche nach neuen, sanfteren Wegen in der Medizin stoßen sie dabei immer wieder auf Altüberliefertes; so auch auf eine der ältesten Heilpflanzen überhaupt: die Aloe, die bereits im alten Ägypten bekannt war und schon Nofretete und Cleopatra zu Gesundheit und Schönheit verholfen haben soll.

Dass die Aloe heilt, war schon damals bekannt, heute aber wissen wir dank moderner wissenschaftlicher Untersuchungsmethoden, **wie** und **warum** sie es tut. So sind im Saft der Aloe Vera zahlreiche Enzyme, Mineralstoffe, essentielle Fettsäuren und Aminosäuren enthalten. Und die sogenannte Mucopolysaccharide, die den Hauptbestandteil der Aloe bilden, sind eben jene Substanzen, die den Raum zwischen den menschlichen Zellen ausfüllen. Sie sind gewissermaßen der Mörtel, der den Menschen auf zellulärer Ebene zusammenhält. Wird er ständig erneuert, können damit die hier eingelagerten körpereigenen und von außen zugeführten Toxine eliminiert werden. Zur Gruppe der Polysaccharide zählt auch das Acemannan, das in dieser Form nur in der Aloe vorkommt und sich in jüngsten Studien als wichtiges Immunstimulans erwiesen hat. Kein Wunder, dass man die Aloe Vera auch das "Geschenk der Venus" nennt. Schließlich ist sie nicht nur ein echter Jungbrunnen, sondern stärkt auch die Zellwände und wirkt dank ihrer besonderen Inhaltsstoffe auf ganz natürliche Weise reinigend und regenerierend. Sie bringt unsere körpereigene Abwehr auf Trab, sodass wir insgesamt weniger anfällig gegen Krankheiten sind und, wenn es uns doch einmal erwischt, schneller wieder auf die Beine kommen. Daneben ist die Aloe Vera ein echtes Schönheitselixier und wird daher auch und gerade in der Kosmetik sehr geschätzt.

In diesem Buch erfahren Sie alles über die vielfältigen Einsatzmöglichkeiten dieser wunderbaren Pflanze – von der naturheilkundlichen Anwendung über die Nahrungsergänzung bis hin zur Kosmetik. Sie finden Rezepte für köstlich-gesunde Drinks und Cocktails ebenso wie für die Herstellung von Räuchermischungen, Lebenselixieren und selbstgemachter Kosmetik. Auch über die Einsatzmöglichkeiten der Aloe in der Tierheilkunde wird berichtet. Ein Extra-Kapitel widmet sich er Kultivierung der Aloe Vera als Zimmerpflanze – damit der "Arzt im Blumentopf", wie Kolumbus die Pflanze nannte, immer einsatzbereit zur Stelle ist.

Aloe-Arten und Verbreitung

Obgleich Aloen eher wie Agaven aussehen, gehören sie doch zu den Sukkulenten aus der Familie der Liliengewächse. Sie sind unglaublich robust und anpassungsfähig und gedeihen überall dort vor, wo es im Sommer heiß und trocken und im Winter mild ist. Nur eines vertragen sie partout nicht: Kälte. Schon bei plus 5°C kann es zu einer Schädigung der Pflanze, zumindest aber zu einer Beeinträchtigung der Nähr- und Vitalstoffe kommen.

Wildwachsende Aloen findet man heute nicht nur in ihrer vermutlichen Heimat Afrika, sondern unter anderem auch in Süd- und Mittelamerika einschließlich dem Süden der USA, in Asien, auf den Kanaren und in den Ländern rings ums Mittelmeer. Kommerzielle Aloe-Vera-Farmen gibt es unter anderem in Australien, in Mexiko und im Süden der Vereinigten Staaten. In nördlicheren Breiten Amerikas - beispielsweise in Oklahoma – werden sie in Spezialgewächshäusern gezüchtet.

Nur wenige der weltweit insgesamt 324 bekannten Aloe-Arten sind für medizinische und kosmetische Zwecke geeignet. Aloe Vera, zu deutsch die "wahre" Aloe, heißt eigentlich nur die Barbados-Aloe (botanischer Name: *Aloe barbadensis Linné bzw. Miller*). Sie wird heute besonders in den USA und in Australien, aber auch in Spanien im großen Stil kultiviert. Ebenfalls heilende Wirkungen haben vor allem südafrikanischen Arten der Kap-Aloe: *Aloe capensis*, *Aloe arborescens, Aloe ferox Miller* und *Aloe saponaria.*

Namenspatron der Aloe Vera ist der Botaniker Carl von Linné, der die Pflanze 1753 erstmals beschrieben hat. 1768 hat der englische Botaniker und Forschungsreisende M. Miller ihre Entdeckung noch einmal für sich beansprucht, was erklärt, warum hinter der Bezeichnung "Aloe Vera" mal ein L. für Linné und mal ein M. für Miller steht. Lassen Sie sich nicht verwirren. Es handelt sich um ein und dieselbe Pflanze.

Überlebenskünstlerin

Der Aloe kann es kaum trocken und heiß genug sein. Selbst in den denkbar unwirtlichen Lebensbedingungen der Wüste ist sie lebensfähig. Mit Hilfe der in den fleischigen Blättern gespeicherten Flüssigkeitsmenge kann sie auch größere Durststrecken überstehen. Die ledrige Haut verringert Feuchtigkeitsverluste auf ein Minimum, und die kleinen Stacheln an den Blatträndern dienen der Abwehr von Schädlingen. Bei Verletzungen der Blattoberfläche kann die Aloe ihre Stomata (das sind die Spaltöffnungen, über die die Blätter "atmen") innerhalb kürzester Zeit komplett verschließen und so Wasserverluste auf ein Minimum reduzieren. Auch in der Hitze des Tages zieht sie diese Poren zusammen und macht die Schotten dicht. Auf diese Weise geschützt, ist die Aloe eine echte Überlebenskünstlerin.

Die Aloe kann Verletzungen ihrer zähen Blattrinde innerhalb kürzester Zeit verschließen. Wer sich selbst so gut zu helfen weiß, so vermuteten schon die Heiler der Antike, kann sicher auch Mensch und Tier gesunden lassen.

Von der Wildpflanze zum Agrarprodukt

Während man früher zur Herstellung von Aloe-Extrakten noch auf wildwachsende Pflanzen zurückgriff, wird die Aloe Vera heute in riesigen Farmen nach modernsten agrartechnischen Erkenntnissen kommerziell angebaut und verarbeitet, um der steigenden Nachfrage gerecht werden zu können. Diese erklärt sich vor allem daraus, dass die Sukkulente längst nicht mehr nur als Heilmittel in der Pharmazie Verwendung findet, sondern auch und in erster Line als Nahrungsergänzungsmittel und Rohstoff für kosmetische Produkte entdeckt wurde. Auf den Feldern stehen manchmal Millionen von Pflanzen in dichten Reihen nebeneinander. Geerntet wird zwei- bis viermal im Jahr. Dabei werden nicht die ganzen Pflanzen geerntet, sondern immer nur die äußeren "reifen" Blätter geschnitten.

Für den Hausgebrauch können Sie auch ein Exemplar im Blumentopf halten. Das sieht nicht nur dekorativ aus, sondern sorgt zudem dafür, dass die Erste-Hilfe-Pflanze auch immer zur Hand ist, wenn Sie sie brauchen. Mehr zu diesem Thema erfahren Sie im Kapitel "Von Pflanzen und Blättern" auf Seite 99.

Ein Blatt - verschiedene Funktionen

Der Querschnitt des Aloe-Blattes weist drei ganz unterschiedliche Schichten auf, von denen eine jede ganz spezifische Inhaltsstoffe birgt.

- Die ledrige grün-graue äußere Blattschicht oder Rinde, die die Pflanze vor äußeren Einflüssen schützt. Unmittelbar unter dieser Schicht finden wir die höchste Konzentration an den begehrten Polysacchariden, an Fetten, Proteinen und Vitaminen.

- Eine darunterliegende gewellte, faserige Schicht, die von unzähligen Adern durchzogen ist, über die der Flüssigkeitskreislauf in der Pflanze funktioniert. In dieser Schicht sitzen die sogenannten perizyklischen Sekretzellen. Sie sondern einen gelblichen, harzigen Saft ab, der die Pflanze gegen Tierfraß schützt. Die darin enthaltenen Bitterstoffe – allen voran das Aloin – reizt die Lippen und die Zunge etwaiger Nager.

- Die innerste Schicht, die von einem schleimigen, durchsichtigen Gel gebildet wird. Diese sogenannte Mesenchymschicht enthält das Gel, auch Mark oder Filet genannt, und ist der Flüssigkeitsspeicher. Es enthält etwa 96 Prozent Wasser; die verbleibenden vier Prozent sind reich an immunstimulierenden, wundheilenden und entzündungshemmenden Wirkstoffen. Aloin ist in dieser Schicht nicht enthalten.

Wegen der unterschiedlichen Zusammensetzung der einzelnen Blattschichten gibt es eine ganze Reihe verschiedener Aloe-Produkte, die auf jeweils völlig unterschiedliche Weise hergestellt werden (siehe "Produktpalette im Überblick" auf Seite 30).

Ein Streifzug durch die Geschichte

Die Aloe gehört zu den ältesten Heilpflanzen überhaupt und soll bereits im fünften Jahrtausend vor Christus in den orientalischen Mittelmeerländern in Gebrauch gewesen sein. Das erste schriftliche Zeugnis liefert eine um 2.200 v.Chr. entstandene sumerische Tontafel, die in der Stadt Nippur im heutigen Irak gefunden wurde und in der die Aloe in einer Reihe mit anderen besonders heilkräftigen Pflanzen aufgelistet wird.

Begleiterin ins Totenreich

Ausführliche Aufzeichnungen über den medizinischen Nutzen der Sukkulente finden wir erstmals im *Papyrus Ebers*, einem ägyptischen Heilmittelbuch aus der Zeit um 1550 v.Chr. Es berichtet über traditionelle Anwendungen, die bis ins 5. Jahrtausend vor unserer Zeitrechnung zurückreichen, und enthält zwölf Rezepte für Mittelkombinationen mit Aloe zur Behandlung von innerlichen und äußerlichen Symptomen.

Die Ägypter maßen der agavenähnlichen Pflanze nicht nur medizinische, sondern auch mystische Kräfte bei. Als Symbol für die Erneuerung des Lebens und als Wegzehrung für die Wanderung ins Reich der Toten wurde sie

Verstorbenen aus besseren Kreisen mit in die Grabstätte gelegt. So begleitete sie auch die Pharaonen auf ihrer letzten Reise. In Kombination mit Myrrhe wurde das Liliengewächs zudem als Einbalsamierungs- und Räuchermittel verwendet. Einem alten Brauch folgend, werden in Ägypten auch heute noch Aloe-Pflanzen rings um Friedhöfe gesetzt. Im Totenkult verschiedener afrikanischer Völker hat die Aloe ebenfalls einen festen Platz.

Kleopatras Schönheitselixier

Neben den kultischen und medizinischen Anwendungen, die sich den Aufzeichnungen zufolge im wesentlichen auf den Gebrauch als Einbalsamierungs- und Räucherstoff, als Abführmittel oder zur Linderung von Kopfschmerzen und Schnupfen beschränkten, sind auch kosmetische Einsatzmöglichkeiten überliefert. So soll Kleopatra die pflegende Wirkung des frischen Blattmarks als Badezusatz sehr geschätzt haben. Um den Augen strahlenden Glanz zu verleihen, verwendete sie außerdem das zu Pulver zerriebene Extrakt der getrockneten Pflanze. Für den Erfolg derartiger Schönheitsmittel spricht nicht zuletzt Kleopatras betörende Wirkung auf Julius Caesar.

Schutz vor bösen Geistern

Den Mohammedanern war das Wüstengewächs nicht nur als Heilpflanze, sondern auch als Glücksbringer lieb und teuer. Wer nach Mekka reiste, hängte ein Exemplar an seine Tür, um seine tiefe Verbundenheit mit dem Propheten kundzutun und Mohammeds Schutz für sich und die Seinen herbeizurufen. Außerdem sollte die Pflanze böse Geister abwehren. Dem alten Brauch folgend, wird die Aloe in Ägypten und anderen arabischen Ländern auch heute noch gern über dem Hauseingang aufgehängt. In der Sprache des nordbabylonischen Landes Akkad ist der Name für Aloe – *Si-bu-ru* – gleichzeitig die Bezeichnung für einen Türschmuck.

> Ein interessantes Phänomen: Als Türschmuck aufgehängt, überlebt die Aloe in warmen Gefilden selbst ohne Wasser und Erde oftmals über Jahre hinweg und kann sogar zur Blüte gelangen.

Auf den Spuren der Araber

Die Araber waren die ersten, die Methoden zur Herstellung handelstauglicher Aloe-Extrakte erfanden. Mit Hilfe von mechanischen Pressen oder einfach nur mit den Füßen pressten sie den Saft aus den Blättern, füllten ihn in Ziegenhäute und trockneten ihn an der Sonne. Die so gewonnene aloinhaltige Rohdroge wurde in erster Linie als Abführmittel, daneben aber auch für andere Zwecke eingesetzt.

> Arabische Händler brachten die Sukkulente nach Asien und Europa. Der Name Aloe geht denn auch auf das arabische Wort *alloeh* zurück, das soviel wie "bittere, glänzende Substanz" bedeutet.

Alexander der Große und die Insel Sokotra

Arabischen Quellen zufolge soll Aristoteles im vierten Jahrhundert vor Chr. seinem Schüler Alexander dem Großen zur Eroberung der Insel Sokotra im indischen Ozean geraten haben, da es dort eine Pflanze mit bemerkenswerten Heilkräften geben sollte. Für den berühmten Feldherrn eine lohnende Aussicht, denn sie versprach schnelle Genesung für verwundete Krieger - allemal Grund genug, die Insel als eines der Ziele seiner Indienexpedition zu erwählen. Ob er sie jemals betreten hat, ist nicht überliefert, fest steht jedoch, dass die Insel vor dem Golf von Aden in der damaligen Zeit Dreh- und Angelpunkt des Aloe-Anbaus, der Weiterverarbeitung und des Handels war. Es handelte sich jedoch nicht um die Aloe Vera, sondern um eine andere Art: Die Aloe perry Bak. Woher genau die "Vera" kommt, ist nicht bekannt. Erste geographische Hinweise deuten auf die Capverdischen Inseln, die Kanaren und Madeira.

> Von der Insel Sokotra aus gelangte die Aloe auch nach Asien. In Indien fand sie Eingang in die ayurvedische Medizin, die sie noch heute insbesondere wegen ihrer ausgleichenden Wirkung auf die drei *Doschas* – die "Körpersäfte" *Vata*, *Pitta* und *Kapha* – schätzt.

Hippokrates, der Vater der modernen Medizin

Etwa um die gleiche Zeit gelangte die Kunde von der heilkräftigen Pflanze nach Griechenland. Hippokrates, der als erster die Heilung von Krankheiten aus dem Bereich des magisch-religiösen herauslöste und ihr ein rationales Fundament zu geben versuchte, wusste um die medizinischen Wirkungen der Aloe. Später widmete ihr Pedanios Dioskurides mehrere Seiten in seiner *Materia medica*, die die abendländische Medizin bis in die Neuzeit hinein maßgeblich geprägt hat. Von Griechenland aus gelangte das Wissen um die Heilkraft des Liliengewächses auch nach Rom, wo die Aloe schon bald zum therapeutischen Rüstzeug gehörte.

Auch in der chinesischen Medizin hat die Aloe von alters her einen festen Platz. Hier wird sie vor allem zur Behandlung von Magen- und Darmbeschwerden, Ekzemen und Verbrennungen, aber auch als Wurmmittel eingesetzt.

Alte Tradition auf neuem Kontinent

Lange bevor Kolumbus Fuß auf amerikanischen Boden setzte, war die Aloe bei den Ureinwohnern der tropischen Breiten Mexicos, Mittel- und Südamerikas als Heilpflanze geschätzt. In Kolumbien bestrich man Kindern die Hände und Füße mit frischem Blattmark, um sie vor Insektenstichen zu schützen. Die Indianer heilten damit nicht nur Verbrennungen, Nieren- und Blaseninfektionen und Prostata-Entzündungen, sondern setzten das Gewächs auch als Mittel zur Potenzsteigerung und Lebensverlängerung ein. Auch in der indianischen Legende kommt übrigens das Thema des "Jungbrunnens" vor. Hier handelt es sich um eine Quelle, die inmitten einer Gruppe von Aloe-Pflanzen entspringt. Wer darin badete, sollte um Jahre verjüngt daraus hervorgehen.

Besonders vielseitig setzten auch die Mayas das Wüstengewächs ein. Von diesem Indianervolk sind viele Rezepte überliefert.

Die Indianer machten sich nicht nur die heilenden Eigenschaften der Aloe zunutze. Überlieferungen zufolge sollen Mütter ihre Brustwarzen mit ihrem bitteren Saft bestrichen haben, um ihre Säuglinge zu entwöhnen.

Die spanischen Conquistadores

Wenn die spanischen Eroberer und Missionare dem neuen Kontinent auch allerhand Unheil bescherten, hatten sie doch auch Segensreiches im Gepäck. So auch die Aloe, die in Spanien prächtig gedieh und auf deren Heilwirkungen man in den Kolonien nicht verzichten wollte. Zwar wurden von den Spaniern auf "Hispaniola", dem heutigen Kuba, und anderen Karibikinseln heimische Aloe-Arten gesichtet, doch die systematische Kultivierung und Heilanwendung führten erst die europäischen Jesuitenpadres ein.

Eine Aloe-Pflanze braucht etwa vier Jahre, bis ihre heilenden Inhaltsstoffe zur vollen Wirkkraft gelangen, und für viele der therapeutischen Anwendungen wird der Presssaft oder das Gel der frischen Blätter benötigt. Um nicht so lange warten zu müssen, brachten die spanischen Eroberer das Liliengewächs in Pflanzkübeln zum Neuen Kontinent. Beeindruckt von deren heilenden Wirkung, gab Kolumbus der Aloe in seinen Logbüchern den Beinamen "Arzt im Blumentopf".

Die Aloe bei uns

Durch die Schriften der arabischen, griechischen und römischen Gelehrten gelangte die Kunde von der Heilkraft der Aloe schließlich auch nach Nordeuropa. Die Pflanze aber ließ sich in unseren Breiten nicht kultivieren, und so stand hier lediglich der eingedickte Saft oder das daraus durch Trocknung gewonnene, stark aloinhaltige Pulver zur Verfügung. Damit aber lassen sich viele der heilkräftigen und kosmetischen Wirkungen nicht erzielen, und so wurde die Sukkulente bei uns lange Zeit fast ausschließlich für einen Zweck gebraucht: als Abführmittel. Dieses Stigma blieb der Aloe - zumindest in schulmedizinischen Kreisen - treu. In der deutschen Pharmakopöe wird die Aloe auch heute noch ausschließlich als Wirkstoff zur Darmregulierung geführt.

Paracelsus und sein Lebenselixier

Einige wenige aber erkannten dennoch den medizinischen Wert des Liliengewächses. Der Arzt und Alchemist Paracelsus, der aufgrund beachtlicher Behandlungserfolge zwar schon bald Berühmtheit erlangte, wegen seiner revolutionären Therapieansätze aber Zeit seines Lebens unter seinen Kollegen als Außenseiter galt, entwickelte beispielsweise ein Lebenselixier – das *Elixir proprietatis* – aus Aloe-Tinktur in Kombination mit Myrrhe und Safran.

Von dem berühmten Arzt und Astrologen Nostradamus ist ebenfalls eine Rezeptur für ein Lebenselixier auf Aloe-Basis überliefert. Näheres hierzu finden Sie im Kapitel "Die Aloe in der Naturheilkunde" auf Seite 32.

> Die berühmten Schwedenbittergetränke stehen in derselben Tradition wie das Paracelsus'sche Lebenselixier. Ein Rezept hierzu finden Sie auf Seite 39.

Die Heilige Hildegard

Auch die Mystikerin und Heilerin Hildegard von Bingen wusste, dass die Anwendungsmöglichkeiten der Wüstenpflanze weit über den Gebrauch als Abführmittel hinausreichen. Sie empfahl Aloe-Umschläge bei "Fieber im Magen" (damit meint sie Allergien), und hartnäckigem Husten, einen Aloe-Wein bei Schüttelfrost und ein Aloe-Wasser bei Gelbsucht.

> Der Ruf der Aloe als "heilige Pflanze" erreichte auch Pfarrer Sebastian Kneipp. Er kurierte mit einem aus Aloe-Pulver gewonnenen Wasser vor allem Augenleiden bei Kindern.

Die Aloe zwischen Mythos und Wissenschaft

Unter den Heilpflanzen ist die Aloe zweifellos eine der ganz Großen. Dennoch genoß sie in der westlichen Medizin über lange Zeit hinweg längst nicht den Ruf, den sie angesichts ihrer Vielseitigkeit und Wirksamkeit verdient hätte. Dies liegt sicher daran, daß der Wüstenbewohnerin neben ihren tatsächlichen Wirkungen immer auch mythische, ja sogar göttliche Kräfte zugeschrieben wurden. Man verehrte sie als Pflanze der ewigen Jugend und der Unsterblichkeit – ein Anspruch, dem kein noch so heilkräftiges Kraut gerecht werden kann und für viele Schulmediziner Grund, sie zu belächeln und links liegen zu lassen.

In unserer modernen Zeit reichen weder Mythen und Legenden noch positive Erfahrungsberichte, um die Wirksamkeit einer Heilpflanze zu untermauern. Erst durch die Erfolgsberichte moderner Wissenschaftler wird die Aloe langsam salonfähig.

Wer heilt, hat recht

Es kann kein Zufall sein, dass die Aloe von den verschiedensten Völkern der Erde, die kulturell wie geographisch völlig isoliert voneinander lebten, als Heilmittel für stets dieselben Symptome verwendet worden ist. Der Mensch hat Tausende von Jahren gebraucht, um zu einem umfassenden Verständnis der Pflanzenwelt in seinem jeweiligen Umfeld zu gelangen - um zu wissen, was man essen kann und was nicht, was heilt und was schädlich ist. Bei den meisten der auf dem Markt befindlichen Medikamente handelt es sich um Destillate, Kombinationen, Nachbildungen oder Variationen der in der Natur anzutreffenden Substanzen. Viele dieser Substanzen wurden von den Heilkundigen und Ärzten früherer Zeiten mit Erfolg eingesetzt, lange bevor der wissenschaftliche Nachweis ihrer Wirksamkeit erbracht wurde. Mit der Aloe verhält es sich ähnlich: Seit den dreißiger Jahren wurden in verschiedenen Ländern der Erde Forschungen über ihre Wirkungen durchgeführt, und dabei hat sich gezeigt, dass die unscheinbare Pflanze in der Tat Erstaunliches vollbringen kann.

Russland als Pionier der Aloe-Forschung

Als ehemaliger Sowjetstaat war Russland lange Zeit führend in der Aloe-Forschung, da die marxistische Ideologie der volkstümlichen Heilkunde den Vorrang vor der "bourgeoisen" Schulmedizin gab. Aufgrund des fehlenden

Konkurrenzdrucks sah die Pharmaindustrie dort zudem keine Notwendigkeit zur kostspieligen Entwicklung ständig neuer Medikamente und konzentrierte sich statt dessen auf das, was altbewährt und preiswert war. Vor diesem Hintergrund sind die Arbeiten von Israel Brekhman, dem Direktor des Instituts für biologisch wirksame Substanzen in Wladiwostok, zu sehen, der die Aloe als erster systematisch untersuchte und ihr schon sehr bald den ihr gebührenden Platz in der sowjetischen Pharmakopöe verschaffte.

Professor Filatow und seine biogen stimulierte Aloe

Wegweisend waren auch die Forschungen des Augenarztes Wladimir P. Filatow. Auf der Suche nach neuen Wegen zur Überbrückung der Kluft zwischen Schulmedizin und Naturheilkunde stieß er in den vierziger Jahren auf ein neues Verfahren zur Behandlung von Augenerkrankungen und darüber hinaus zur Anregung sämtlicher Körperfunktionen. Er stellte fest, dass sich vom Wirtsorgan getrennte Gewebeteile - so auch abgeschnittene Aloe-Blätter - bei Lagerung unter widrigen Bedingungen wie Dunkelheit und Kälte biochemisch neu organisieren und dabei gewissermaßen ihre ganze Reserve an Lebenskraft mobilisieren. Die Extrakte aus solchen "biogen stimulierten" Blättern wirken in erster Linie auf das zentrale Nervensystem. In Spritzenkuren unter die Haut injiziert, lassen sich damit zum Teil beachtliche Heilerfolge erzielen, und das nicht nur bei Augenerkrankungen, sondern bei vielen anderen Leiden von der Anämie über die Impotenz und Hauterkrankungen bis hin zu Strahlenschäden. Filatow war Erfahrungsheilkundler und ihm genügte das Wissen um die Wirksamkeit seiner Gewebetherapie. Zu ergründen, warum sie funktionierte, überließ er seinen Nachfolgern. In Deutschland befasst sich die Arbeitsgemeinschaft Grundlagenforschung für Biologische Medizin in Berlin unter ihrem Vorsitzenden Wolfgang Wirth mit den Wirkmechanismen der Biostimulation, sodass die Therapie mittlerweile auch in Deutschland praktiziert wird. (Siehe im Abschnitt "Die biogen stimulierte Aloe" auf Seite 35).

Schneidet man ein Aloe-Blatt von der Pflanze ab und lagert es unter an sich lebensfeindlichen Bedingungen wie Dunkelheit und Kälte, bietet es alle Lebenskräfte auf, um neu auszutreiben. Diesen Effekt macht sich die Therapiemethode der biogenen Stimulation zunutze.

Erste Hilfe bei Strahlenschäden

In den Vereinigten Staaten gelang der Aloe ein erster Durchbruch in der Schulmedizin, nachdem Dr. C.S. Collins und sein Sohn Creston Mitte der dreißiger Jahre über ihre Erfolge bei der Behandlung von Hautverbrennungen nach einer Strahlentherapie berichteten. Die Technik der Röntgenbestrahlung zur Krebsbehandlung steckte damals noch in ihren Kinderschuhen und rief oft extreme Hautschäden hervor, die sich mit konventionellen Methoden kaum heilen ließen. Selbst Hauttransplantationen brachten in vielen Fällen keinen Erfolg. Collins und sein Sohn behandelten diese Art von Verbrennungen mit dem frischen, schleimigen Gel der Aloe Vera und beobachteten ein rasches Abklingen des entzündlichen Prozesses. Seither wurde die Anwendung der Pflanze bei Strahlenfolgen – sei es nun infolge einer Strahlentherapie oder von Radioaktivität – eingehend erforscht.

Moderne Zeiten

Das aus der Mesenchymschicht der Wüstenlilie gewonnene Gel ist sehr unbeständig. Innerhalb weniger Stunden oxidiert es an der Luft, und bei diesem Prozess gehen die meisten der heilkräftigen Substanzen verloren. Aus diesem Grund blieben uns in unseren Breiten, wo die Aloe aus klimatischen Gründen niemals großflächig angebaut werden kann, viele der Anwendungsmöglichkeiten verwehrt. So war es ein echter Durchbruch, als es Ende der Fünfziger Jahre dem amerikanischen Apotheker und Aloe-Experten Bill C. Coats erstmals gelang, das frische Blattmark in einem natürlichen Verfahren haltbar zu machen, ohne nennenswerte Nährstoffverluste in Kauf nehmen zu müssen. Dazu setzte er das Gel in einem mehrtägigen Prozess unterschiedlichen Temperaturen aus und stabilisierte es mit Antioxidantien wie Vitamin C und E sowie Sorbit. Mit Coats Erfindung war der Weg frei für moderne Aloe-Vera-Produkte aus stabilisiertem Gel, wie wir sie heute kennen.

Ein weiterer Meilenstein war die Entwicklung von Verfahren, durch die abführende, stark reizende Bitterstoffe wie Aloin und Aloin-Emodin auskristallisiert werden konnten. Damit brauchte die Pflanze nicht mehr aufwendig filetiert zu werden, sodass die Herstellung von Nahrungsergänzungsmitteln und kosmetischen Rohstoffen im großen Stil möglich wurde.

Es gibt noch viel zu tun

In der Zwischenzeit wurden von Wissenschaftlern in aller Welt mehr als tausend Studien veröffentlicht, in denen die Einsatzmöglichkeiten der Aloe beschrieben wurden. Darin wird von Erfolgen bei der Behandlung der verschiedensten Erkrankungen berichtet: von Geschwüren ebenso wie von bakteriellen Infektionen, von Akne und Haarausfall, von Arthritis und Arterosklerose, von Immunschwäche und Altersdiabetes. Leider fehlen oft umfassende Doppelblindstudien, wie sie für einen offiziellen Wirksamkeitsnachweis benötigt werden. So gibt es noch viele offene Fragen, und es bleibt einiges zu erforschen übrig.

> In den letzten Jahrzehnten hat die Aloe aufgrund von positiven Berichten über ihre tonisierenden und vitalisierenden Kräfte zunehmende Bedeutung als Nahrungsergänzungsmittel und als Wirkstoffkomplex in der Kosmetik erlangt.

Mirabilis - die Wunderbare

Im Himalaya heißt sie *Kumari*, die lebende Göttin, in Mexiko *Sábila*, die Wissende. Die Amerikaner nennen sie *Silent Healer*, und bei uns hat man sie schon als "Allheilende" und "Pflanze der hundert Wunder" bezeichnet. Bei all den klingenden Beinamen, die der unscheinbaren Sukkulente in ihrer langen Geschichte gegeben wurden, stellt sich die Frage, ob denn bei so vielen Superlativen nicht immer auch ein Stück Übertreibung mit im Spiel sein muß. Nur allzu oft ist die Kunde von allerlei Wundermitteln durchs Land gegangen, die ebenso schnell kamen, wie sie gingen. Und doch hat sich der Mythos der Aloe über Hunderte, ja Tausende von Jahren gehalten. Was also ist wirklich dran, an dieser Heilpflanze, die angeblich alles kann?

Rundum gesund

Ob die Aloe Vera nun tatsächlich hundert Wunder vollbringen mag, sein dahingestellt. Fest steht, dass sie einiges an Wunderbarem enthält. Mit neuesten technischen Analysemethoden wurden bis heute an die 160 verschiedene Wirkstoffe darin nachgewiesen. Kaum eine andere Heilpflanze besitzt eine so große Vielfalt an aktiven Substanzen wie sie. Dazu gehören Mono- und Mucopolysaccharide, Enzyme, Mineralstoffe, Vitamine, Aminosäuren und zahlreiche andere bioaktive Substanzen, die für die Vitalisierung und Gesunderhaltung des menschlichen Organismus von großer Bedeutung sind.

Die Verarbeitung

Die Basis für die diversen Aloe-Fertigprodukte bildet jeweils eine von zwei völlig verschiedenen Substanzen, die beide aus dem fleischigen Blatt gewonnen werden:

- Der **gelbe, bittere Saft** aus der Faserschicht. Ihm gilt das Augenmerk der Pharmaindustrie, denn er **enthält Aloin**, das als Wirkstoff in vielen handelsüblichen Abführmitteln enthalten ist. Die pharmazeutische Droge wird oft nicht aus der Aloe Vera (*barbadensis Miller*), sondern aus anderen Aloe-Arten gewonnen.

Für die Lebensmittelindustrie ist dieser Saft nur insofern von Bedeutung, als er als Zutat im Magenbitter verwendet wird. Hier wirkt er dank minimaler Dosierung ausgesprochen wohltuend und beruhigend.

- Das **durchsichtige Gel** aus dem Blattinneren, in dem neben einem großen Wasseranteil eine Reihe von bioaktiven Verbindungen stecken, denen die heilende, abwehrstärkende und regenerierende Wirkung der Sukkulente zugeschrieben wird. Dieses wertvolle Gel ist **frei von Aloin** und ist damit kein Arzneimittel. Es bildet die Grundlage für Nahrungsergänzungsmittel und Kosmetika. Wer eine frische Pflanze auf dem Fensterbrett stehen hat, verwendet dieses Gel zur Intensivpflege gestresster oder geschädigter Haut – so zum Beispiel, um Sonnenbrand zu lindern oder Insektenstiche zu behandeln.

Während der Begriff Droge in der Allgemeinsprache als suchtmachende Substanz verstanden wird, verwendet man ihn in der Pharmazeutik auch heute noch im ursprünglichen Sinn von "Trockenware" für alle Arten von getrockneten Heilstoffen verwendet. Wenn in diesem Buch also von Droge die Rede ist, ist stets der pharmazeutische Rohstoff gemeint.

Gerade wegen der unterschiedlichen Beschaffenheit der einzelnen Blattschichten spielt bei der Gel-Gewinnung auch die Verarbeitungsmethode eine entscheidende Rolle. Folgende Verfahren sind üblich:

- Filetierung von Hand. Diese ist sehr aufwendig und teuer und wird nur selten praktiziert. Vorteil: Das Mark kommt gar nicht erst in Kontakt mit dem aloinhaltigen gelben Saft aus der Faserschicht und braucht folglich nicht filtriert zu werden.
- Walzverfahren. Hierzu wird die Spitze des Blattes gekappt und das Gel mitsamt dem gelben Saft "herausgerollt". Die so gewonnene Flüssigkeit wird anschließend mit Hilfe hochkomplizierter Filteranlagen vom Aloin befreit.
- Ganzblatt-Verfahren. Hierbei wird das ganze Blatt zerkleinert und

gepresst, sodass die unter der Blattrinde konzentrierten Eiweiße und Polysaccharide mit extrahiert werden. Nachteil: Bei der anschließenden Filtration wird unter Umständen ein Großteil der bioaktiven Substanzen wieder eliminiert.

Aloin ist ein drastisches Abführmittel. In Nahrungsergänzungsmitteln hat es nichts verloren. In Deutschland liegt der zulässige Aloinanteil für solche Produkte bei 1 ppm (*part per million)*, d.h. unter einer Million Molekülen darf sich nur ein einziges Aloin-Molekül befinden!

Die wichtigsten Inhaltsstoffe der Aloe Vera

Aloeverose	ist der wohl begehrteste aller Inhaltsstoffe der Aloe Vera. Wir haben es hier mit einer langkettigen Zuckerform aus der Gruppe der Mucopolysaccharide zu tun, wie sie in ähnlicher, aber nicht identischer Form auch in Ginsengwurzeln oder Schiitakepilzen enthalten ist. Bis zur Pubertät wird Aloeverose (von manchen Herstellern auch "Acemannan" genannt) im menschlichen Körper selbst gebildet, anschließend muss es von außen – beispielsweise über eine Nahrungsergänzung mit Aloe Vera – zugeführt werden. In zahlreichen wissenschaftlichen Untersuchungen wurde dieser Substanz eine immunstimulierende Wirkung bescheinigt, was sie für die Stärkung des körpereigenen Abwehrsystems und auch für die Unterstützung bei Immundefekten interessant erscheinen lässt.
Antrachinone	sind Substanzen, die die Darmperistaltik anregen und damit ausgesprochen verdauungsfördernd wirken.
Aminosäuren	sind die Grundbausteine der Proteine. Die Aloe Vera enthält neben vielen nicht essentiellen auch 7 der insgesamt 8 essentiellen Aminosäuren. Aminosäuren wie Tryptophan und Phenylanin sind Entzündungshemmer.
Bitterstoffe	wie das stark abführende Aloin sind nur in pharmazeutischen

	Aloe-Präparaten enthalten. Aus dem kosmetischen Rohstoff werden sie ebenso wie aus Nahrungsergänzungsmitteln entfernt. Der leicht bittere Geschmack lässt sich aber nicht ganz eliminieren, sodass Trinksäfte immer relativ herb schmecken.
Enzyme	sind "Designerproteine", die im Organismus als Katalysatoren wirken und bei der Aufschließung der verschiedenen Nahrungsbestandteile jeweils eine ganz spezielle Aufgabe übernehmen. Sie sind für die Steuerung des gesamten Stoffwechsels verantwortlich. In der Aloe Vera sind 15 verschiedene Enzyme nachweisbar.
Fettsäuren	wie Cholesterol, Campersterol und B-Sitstosterol wirken entzündungshemmend und sind mit dafür verantwortlich, dass die Aloe Vera so erfolgreich bei Verbrennungen, Hautverletzungen, allergischen Reaktionen sowie generell bei allen entzündlichen Prozessen im Organismus eingesetzt werden kann. B-Sistosterol hat gleichzeitig einen regulierenden Einfluss auf die Blutfettwerte, sodass eine Nahrungsergänzung mit Aloe Vera für stressgeplagte ManagerInnen und andere Herzinfarktgefährdete besonders empfehlenswert ist.
Lupeol	ist eine Chlorverbindung mit antiseptischer Wirkung und schmerzstillenden Eigenschaften.
Magnesiumlaktat	ist eine Magnesiumverbindung, die in dieser Form bislang in keiner anderen Pflanze nachgewiesen wurde. Es lindert Schmerzen und zum Beispiel auch das unangenehme Spannungsgefühl nach einem Sonnenbrand.
Mineralstoffe	sind zur Aufrechterhaltung der Körperfunktionen unabdingbar. Künstliche Mineralstoffpräparate werden vom menschlichen Organismus oftmals nicht so gut verwertet. Scheinbar werden Mineralien erst durch die "Vorverdauung" in Pflanzen für den Menschen aufschließbar. Schon allein aus diesem Grund bietet sich eine Nahrungsergänzung mit Aloe Vera an. In der Wundheilung spielen Schwefel, Zink und Magnesiumlaktat eine wichtige Rolle.
Polypeptide	sind Immunstimulatoren. In der Aloe Vera können 23 davon

	nachgewiesen werden. Im Verein mit Acemannan sind sie für die abwehrstärkenden Eigenschaften der Aloe verantwortlich.
Mucopoly-saccharide	sind jene langkettigen Zucker, der die Aloe Vera einen Großteil ihrer immunstimulierenden und zellerneuernden Wirkung zu verdanken hat. Auch das Acemannan gehört zu dieser Gruppe.
Salicylsäure	ist ein fibersenkender und schmerzstillender Wirkstoff, der auch die Grundlage zur Herstellung von Präparaten wie Aspirin oder ASS bildet.
Spurenelemente	werden, wie der Name schon sagt, im Körper nur in winzigen Spuren benötigt, übernehmen aber wichtige Funktionen. Sie sind beispielsweise für die Wundheilung mit verantwortlich und wirken entzündlichen Prozessen entgegen.
Vitamine	sind für Mensch und Tier gleichermaßen wichtig. Sie beugen Infektionskrankheiten vor, stärken die Abwehrkräfte und sorgen für eine gesunde Haut und kräftiges Haar. Wir brauchen sie nur in kleinen Mengen; fehlen sie aber, führt das oft zu schwerwiegenden Mangelerscheinungen. In der Aloe Vera sind vor allem die Vitamine der B-Gruppe vertreten.

Bis auf wenige Ausnahmen wie die typische Form des in der Aloe Vera enthaltenen Acemannan, die man als "genetischen Fingerabdruck" des Liliengewächses bezeichnen kann, oder das bisher nur hier in dieser Form nachgewiesene Magnesiumlaktat, kommen alle genannten Inhaltsstoffe auch in anderen Pflanzen vor. Die bemerkenswerten heilenden, pflegenden, vitalisierenden und tonisierenden Eigenschaften werden daher nicht zuletzt auf dem Synergie-Effekt zurückgeführt, der sich aus dem Miteinander aller Komponenten in ihrer spezifischen Zusammensetzung ergibt. Das Ganze ist eben immer mehr als die Summe der Einzelteile!

Achtung: Es gibt zwei verschiedene Säfte aus der Aloe!

- Der gelbe, aloinhaltige Saft, aus dem die pharmazeutische Droge gewonnen wird und der medizinischen Zwecken dient.
- Der vom Aloin befreite weißliche Saft, der aus dem Gel hergestellt wird. Nur dieser ist als Nahrungsergänzung geeignet. Zur besseren Unterscheidung wird er im folgenden als "Trinksaft" bezeichnet.

Produktpalette im Überblick

Wer erste Bekanntschaft mit der Wüstenlilie schließen will und sich auf Einkaufstour begibt, könnte sich leicht im Begriffsdschungel verirren, so vielfältig sind die Erzeugnisse "aus" und "mit" Aloe. Um das richtige Produkt für Ihre ganz persönlichen Zwecke auswählen zu können, müssen Sie zwischen folgenden Handelsformen unterscheiden:

- Die **aloinhaltige arzneiliche Droge** der Aloe, die aus dem getrockneten, gelben Saft vor allem der Kap-Aloe, der Sokotra-Aloe und der Curaçao-Aloe gewonnen wird, und die **nur in Apotheken** in Form von Pulver und kleingeschnittenen Würfelchen erhältlich ist.
- Die daraus hergestellten offizinellen Zubereitungen wie zum Beispiel Tinkturen und alkoholische Auszüge.
- Die daraus hergestellten homöopathischen Verdünnungen
- Das **aloinfreie Nahrungsmittel** aus der Aloe Vera, das ungemischt in Form von Trinksaft, Trinkgel oder mit anderen Zutaten gemixt als Trinkzubereitung - den sogenannten Aloe-Vera-Drinks - erhältlich ist und je nach Verarbeitungsverfahren aus dem Blattmark ("Gel") oder auch dem ganzen Blatt ("Ganzblatt" oder "*whole leaf*") gewonnen wird.
- Der ebenfalls **kosmetische Grundstoff** aus dem Gel oder ganzen Blatt, das unter anderem wegen seiner pflegenden, heilenden und hautstraffenden Wirkung geschätzt wird. Er wird als "Aloe Vera flüssig", oft aber auch als "Gel" bezeichnet, obgleich er von der Konsistenz her flüssig und mit dem als "Saft" angebotenen

Nahrungsergänzungsmittel identisch ist. Er ist in unterschiedlichen Konzentrationen erhältlich.

- Das durchsichtige, gallertartige Aloe-Vera-Gel, das aus diesem kosmetischen Grundstoff unter Zusatz von sogenannten Gelbildnern hergestellt wird. (Packungsaufschrift lesen!)
- Fertige Kosmetika und Pflegemittel mit einem mehr oder minder großen Anteil von Aloe-Vera-Gel - von der Creme über das Haarwaschmittel bis hin zur Zahnpasta
- Das aus Aloe Vera und pflanzlichen Ölen hergestellte Mazerat, in dem die öllöslichen Wirkstoffe der Pflanze enthalten sind und das unter der Bezeichnung "Aloe-Vera-Öl" vertrieben wird. Es eignet sich zur Herstellung von Lipgloss ebenso wie zur direkten Anwendung als After-Sun-Pflege bei leichtem Sonnenbrand

Neben all diesen Extrakten oder Zubereitungen gibt es außerdem die Möglichkeit, frische Aloe-Vera-Blätter zu kaufen Mehr hierzu erfahren Sie im Kapitel "Von Pflanzen und Blättern" auf Seite 99.

Die Schulmedizin arbeitet ausschließlich mit der aloinhaltigen arzneilichen Droge und setzt diese auch heute noch vorwiegend als Abführmittel ein.
In geringer Dosis wirkt die pharmazeutische Aloe appetitanregend, tonisierend und verdauungsfördernd. Wegen der möglichen Nebenwirkungen sollte sie nur auf Anweisung eines Heilpraktikers oder Arztes genommen werden.

Gegenanzeigen der **pharmazeutischen** Aloe:

- Durchfall
- Herzbeschwerden
- Krampfadern
- Hämorrhoiden
- Schwangerschaft

Die Aloe in der Naturheilkunde

Jede Medaille hat zwei Seiten - so auch Gesundheitsreformen, die einerseits kassenärztliche Leistungen immer mehr beschneidet, andererseits aber die Verantwortung für das gesundheitliche Wohlergehen wieder zunehmend dorthin legen, wohin sie gehört: in die Hände des einzelnen selbst. Mit zunehmendem Interesse an der eigenen Gesundheit zeichnet sich ein eindeutiger Trend hin zu natürlichen Heilweisen ab. Vor diesem Hintergrund erklärt sich, warum Naturheilmittel und Heilpflanzen wie die Aloe in jüngster Zeit eine echte Renaissance erleben.

Unser aktiver Beitrag ist nicht nur in der Vorsorge, sondern bis zu einem bestimmten Grad auch in der Eigenbehandlung gefragt. Naturheilmittel der verschiedensten Art bieten sich dazu als ein geradezu ideales Instrumentarium an. Sie haben so gut wie keine Nebenwirkungen; trifft der Laie bei der Auswahl also einmal nicht ins Schwarze, so ist das Präparat schlimmstenfalls unwirksam.

Eine Eigenbehandlung mit Naturheilmitteln kann in folgenden Fällen ohne Risiko durchgeführt werden:

- bei unkomplizierten Krankheiten, die Sie kennen und deren Beschwerden sich Ihrer Erfahrung nach stets als überschaubar erwiesen haben
- bei Beschwerden, denen eindeutig keine tiefere Krankheitsursache zugrunde liegt

Homöopathische Zubereitungen

Der von ihrem Begründer Dr. Samuel Hahnemann (1755 bis 1883) geschaffene Begriff "Homöopathie" bedeutet übersetzt soviel wie "Heilen mit Ähnlichem" - im Gegensatz zur Heilung mit entgegengesetzt Wirkendem, der Allopathie, wie sie von Schulmedizinern praktiziert wird. Während letztere gezielt gegen Symptome vorgeht und dabei die Ursachen der Krankheit unberücksichtigt lässt, unterstützt die Homöopathie den Körper als "gleichgesinnter" Partner dabei, seine Selbstheilungskräfte speziell auf das Krankheitsgeschehen hin zu lenken und gezielt einzusetzen. Die Art und Weise, mit der die Homöopathie dies bewirkt, mag auf den ersten Blick paradox erscheinen: Sie heilt Krankheiten mit einer Substanz, die bei einem Gesunden ähnliche Krankheitssymptome erzeugen würde. Die Wirkungsumkehr wird durch ein besonderes Verfahren zur Arzneiherstellung – die sogenannte Potenzierung – erzielt, bei der der Ausgangsstoff auf bestimmte Weise so oft verdünnt wird, dass davon in dem fertigen Mittel rein analytisch betrachtet nur noch verschwindend wenig oder gar nichts mehr nachweisbar ist. Bei Beachtung der Dosierungsvorschriften können damit selbst Substanzen, die ansonsten als hochgiftig gelten, gefahrlos verabreicht werden.

Schon Hippokrates und Paracelsus wussten um die Möglichkeit, Ähnliches mit Ähnlichem zu heilen. In der Homöopathie ist Hahnemanns Ähnlichkeitsgesetz "*Similia similibus curentur*" ("Ähnliches wird mit Ähnlichem geheilt"), das wichtigste Prinzip.

Was sind Potenzen?

Die Potenzierung homöopathischer Arzneimittel erfolgt nach folgenden Schema: 1 Tropfen der Urtinktur, also des reinen Extrakts zum Beispiel der Aloe, wird mit 9 Tropfen Alkohol gemischt und mit 10 Schüttelschlägen versehen. Dies ergibt Aloe D1. Dieser Mischung entnimmt man wiederum 1 Tropfen, versetzt ihn mit 9 Tropfen Alkohol und verabreicht 10 Schüttelschläge. Dadurch erhält man Aloe D2. Und so weiter, und so weiter. Je höher die Potenz, desto intensiver die Wirkung. Für die Selbstmedikation empfehlen sich sogenannte Niedrigpotenzen: D6 und D12. Die Arbeit mit Hochpotenzen gehört in fachkundige Hände. Auch bei chronischen Krankheiten kommt man als Laie mit der Homöopathie nicht weiter. Hartnäckig wiederkehrende Einzelbeschwerden sind nämlich in der Regel ein Zeichen für eine tiefere, unbekannte Ursprungserkrankung, die im Rahmen einer sogenannten Konstitutionsbehandlung ausgeheilt werden muss. Eine solche eingehende Therapie ist unbedingt empfehlenswert, denn gerade bei chronischen Beschwerdebildern lässt sich mit der Homöopathie sehr viel bewirken.

Wenn Sie sich beim Heilpraktiker oder Arzt homöopathisch behandeln lassen möchten, sollten Sie sicherstellen, dass dieser auch in der Lage ist, eine entsprechende Anamnese zu erstellen und **homöopathische Einzelmittel** zu verordnen.

Übersicht über die Aloe-Mittel der Deutschen Homöopathischen Union (DHU):

Stammpflanze (nach DHU Bezeichnungen)	*Aloe socotrina, Aloe ferox* oder *Aloe africana*
Verwendete Ursubstanz	getrockneter Saft aus den Blättern
Bestandteile	Aloin, Aloe-Emodin und Harz
Darreichungsform	Tabletten, Tropfen, Globuli
Dosierung D6	3 bis 5mal täglich 1 Tablette, 8 Tropfen oder 5 Globuli (zur Akutbehandlung in den ersten 5 Stunden stündlich einnehmen)
Dosierung D12	in der Regel reicht eine Einmaldosis von 1 Tablette, 8 Tropfen oder 5 Globuli

Bei welchen Beschwerden hilft die homöopathische Aloe?

Wie wir eingangs gesehen haben, basiert das Wirkprinzip der Homöopathie auf dem Leitsatz, Ähnliches mit Ähnlichem zu heilen. Nachdem der gelbe, aloinhaltige Saft der Aloe, aus dem das Arzneimittel hergestellt wird, im Normalzustand Durchfall auslöst, ist es in der homöopathischen Verdünnung ein ausgezeichnetes Mittel gegen **Durchfall, Blähungen** und **Beschwerden im Magen-Darm-Bereich**. Des Weiteren hilft es bei **Hämorrhoiden** und auch bei **zu starken Monatsblutungen.** Wenn Sie sich unsicher sind, ob die Aloe auch in Ihrem speziellen Fall das Mittel der Wahl ist, ist von einer Eigenbehandlung generell abzuraten!

Achtung: Bestimmte ätherische Öle machen homöopathische Arzneimittel unwirksam, so auch Pfefferminz- und Eukalyptusöl, das in vielen Zahnpastas enthalten ist! Steigen Sie also gegebenenfalls während einer homöopathischen Behandlung auf eine andere Sorte um - zum Beispiel auf eine mit Aloe Vera (siehe Bezugsquellen am Ende dieses Buches).

In folgenden Fällen sollten Sie generell von einer Eigenbehandlung absehen und sich an einen Heilpraktiker oder naturheilkundlich arbeitenden Arzt wenden:

- bei schlechtem Allgemeinzustand
- bei fiebrigen Erkrankungen, sofern Sie keine Erfahrung mit der Methode Ihrer Wahl – z. B. der Homöopathie – haben
- wenn sich das Beschwerdebild verändert
- während einer Schwangerschaft
- während einer tiefen psychischen oder nervlichen Krise
- wenn Sie gleichzeitig unter einer schweren chronischen Krankheit leiden
- besondere Vorsicht ist generell bei der Behandlung von kranken Säuglingen und Kleinkindern angezeigt.

Die biogen stimulierte Aloe

Um die Aloe in ihrer Heilkraft und kosmetischen Wirkung zu stärken, ist auch das Verfahren der biogenen Stimulation bekannt. Es geht auf den russischen Augenarzt Professor Wladimir Filatow und zurück, der im Rahmen seiner Arzneipflanzenforschung folgendem Phänomen auf die Spur kam: Wenn frisch geerntete Blätter der Aloe über etwa 12 bis 15 Tage hinweg bei niedrigen Temperaturen in einem dunklen Raum gelagert werden, so vollzieht sich darin ein biochemischer Umbau, der die Bildung von biologisch hochaktiven Verbindungen zur Folge hat. Diese Verbindungen werden selbst dann nicht zerstört, wenn der aus diesen Aloe-Blättern gewonnene Saft gekocht, verdampft und wieder in Flüssigkeit zurückverwandelt wird. Wenngleich nach dieser Prozedur weder Eiweiß noch Hormone, ja noch nicht einmal Salze nachzuweisen sind, bleiben die Stimulatoren erhalten. Und was noch interessanter ist: Sie bewahren nicht nur ihre biologischen Eigenschaften, sondern verstärken sie sogar. In Verbindung mit den heilkräftigen Inhaltsstoffen der Aloe entfalten die biogenen Stimulatoren eine vielseitige Wirkung auf die Funktion praktisch aller Organe und Systeme des menschlichen Organismus.

Der Berliner Pharmazeut Wolfgang Wirth hat diese "Gewebe-Therapie" nach Professor Filatow aufgegriffen und weiter erforscht. Er hat herausgefunden, dass es sich bei den biogenen Stimulatoren um Neuro-Transmitter handelt, die nach exakt demselben Prinzip wie die Regularmoleküle des Immunsystems wirken. Dies geschieht in erster Linie über das Zentralnervensystem, aber auch in den Geweben und über die Haut.

Produkte mit biogenen Stimulatoren

- Aloe-Injektionslösung aus einer nach homöopathischen Regeln verdünnten Urtinktur, die aus dem biogen stimulierten Saft frischer Blätter der Aloe *capensis* hergestellt wird
- Aloe-Presssaft aus dem Saft frischer, biogen stimulierter Aloe-Blätter
- Kosmetika auf der Basis biogen stimulierter Aloe

(Bezugsquellen siehe am Ende dieses Buches)

Die Biostimulation der Aloe ist eine heikle Angelegenheit, denn bei der Lagerung der abgeschnittenen Blätter könnte es leicht zu einer bakteriellen Zersetzung kommen. Es empfiehlt sich also, biogen stimulierte Produkte fertig zu kaufen.

Biogen stimulierte Aloe-Extrakte werden in Spritzenkuren angewandt. Wenngleich die Diagnose von einem Heilpraktiker oder naturheilkundlich arbeitenden Arzt zu stellen ist, können mutige medizinische Laien sich die Spritzen durchaus selbst geben, da der Extrakt – ähnlich wie das Insulin, das sich Diabetiker selbst spritzen – nur unter die Haut injiziert wird.

Indikationen für biogen stimulierte Aloe

Ursprünglich zur Behandlung von Augenkrankheiten wie dem weißen Star entwickelt, hat sich die Aloe-Therapie inzwischen bei vielerlei Beschwerden als wirksam erwiesen. Neben der **Augenheilkunde** bietet vor allem die **Geriatrie** ein breites Anwendungsgebiet, denn gerade bei altersbedingten Erkrankungen wie der **Arteriosklerose** und diversen Schwächezuständen lassen sich gute Erfolge damit erzielen. Auch bei **Hautleiden** und Krankheiten, die auf eine **Schwächung des Immunsystems** oder einen **Immundefekt** zurückzuführen sind, ist das Behandlungssystem vielversprechend.

Lebenselixiere als Energiespender

Alchimisten wie Paracelsus verfolgten stets das Ziel, bestimmte Substanzen durch die "Kunst" zu verbessern. Sie gaben sich also nicht mit der Verwendung der in der Natur anzutreffenden Heilstoffe zufrieden, sondern strebten danach, das "geistartige" der Arznei zu verbessern und sie gleichzeitig ungiftig und wesentlich ergiebiger zu machen. Während Hahnemann seine homöopathischen Mittel einfach durch Verschüttelung erzielte, griffen die Alchimisten oft auf aufwendige Verfahren zurück. Eines davon ist uns in Form der Spagyrik überliefert, mit deren Hilfe neben Paracelsus auch der wohl berühmteste Seher des Mittelalters, Nostradamus, Lebenselixiere herstellte, in denen die Aloe eine wichtige Rolle spielte. Diese werden auch heute noch nach Originalrezept zubereitet. Wo Sie sie bekommen, erfahren Sie in den Bezugsquellen am Ende dieses Buches.

Das Wort "Spagyria" geht auf das griechische *spao* = trennen und *ageiro* = verbinden zurück. Auch heute noch werden spagyrische Essenzen nach der alten "Meisterformel" der Alchimisten hergestellt: "Löse und binde, und du wirst das Meisterstück, den Stein der Weisen haben".

Herstellung eines spagyrischen Lebenselixiers

Die spagyrische Aufbereitung eines Heilmittels erfolgt immer in drei Stufen:

- Trennung (Separation)
- Reinigung (Purifikation)
- Wiedervereinigung (Kohobation)

Nach Paracelsus haben diese drei Schritte die Aufgabe, "das Falsche vom Gerechten zu scheiden", um so die Pflanzenkräfte freizulegen und zu verstärken. Zur Herstellung eines Elixiers werden die gereinigten Pflanzenteile zerkleinert und durch Zugabe von Spezialhefen zur Gärung gebracht. Das entstehende alkoholische Gebräu wird destilliert, die Rückstände werden getrocknet und verascht. Das Destillat wird anschließend mit der Asche gemischt und nach Lösung der Mineralsalze gefiltert. Nach einem mehrwöchigen Reifeprozess wird die gewonnene Essenz potenziert und anschließend – dies ist neu an dem Rezept – energetisch dynamisiert und mit Pyramidenenergie aufgeladen.

Ein guter Alchimist beachtet bei der Zubereitung seiner Essenzen stets auch die kosmischen Rhythmen, um deren Wirkung mit Hilfe der Sternenkräfte zusätzlich zu erhöhen.

Die Wirkweise des Lebenselixiers

Durch den komplexen alchimistischen Herstellungsprozess soll die Heilinformation der Pflanzen - in unserem Fall der Aloe in Kombination mit anderen Gewächsen - so transformiert werden, dass sie statt der physischen die psychisch-geistige Ebene anspricht. Die Essenz setzt bestimmte Energiefrequenzen im Körper frei, durch die die **Regulationskräfte** des Menschen insgesamt aktiviert werden. Auf diese Weise wird das **Nervensystem** gestärkt, die **Stimmungslage** aufgehellt und das **seelische Gleichgewicht** wiederhergestellt. Das Lebenselixier **vertreibt Müdigkeit** und hilft, nach einem Mittagsschlaf **in die Gänge zu kommen.** Auch **Lernstress vor Prüfungen** lässt sich damit leichter bewältigen.

Dosierung

Bei Bedarf 8 Tropfen Essenz einnehmen; gegebenenfalls kann die Dosis auf bis zu 1 TL Essenz gesteigert werden.

Achtung: Spagyrische Essenzen dürfen nicht mit Metall in Berührung kommen! Also entweder direkt auf die Zunge träufeln oder mit einem Plastiklöffel abmessen und in etwas Wasser einnehmen.

Der berühmte Schwedenbitter

Ebenfalls in der Tradition der Lebenselixiere steht der Schwedenbitter, auf den schon viele unserer Großmütter schworen. In Schweden lebte einmal ein Arzt, der wegen seines hohen Alters von sich Reden machte. Nicht nur er selbst, sondern auch eine Reihe weiterer Mitglieder seiner Familien wurden weit über hundert Jahre alt. Nach seinem Geheimnis befragt, verwies er auf einen Kräutertrunk, von dem täglich morgens und abends einen Teelöffel in etwas Wasser oder Tee verdünnt einzunehmen sei. Die Kräuterkundige Maria Treben überliefert uns hierzu folgendes Rezept:

Kleiner Schwedenbitter

Lassen Sie sich in der Apotheke folgende Kräutermischung zusammenstellen:

10 g Aloepulver
10 g Angelikawurzel
5 g Eberwurzwurzel
10 g Manna
5 g Myrrhe
10 g Natur-Kampfer
10 g Rhabarberwurzel
0,2 g Safran
10 g Sennesblätter
10 g Theriak venezian
10 g Zitwerwurzel

Die Kräutermischung wird in eine Flasche gefüllt und mit 1,5 Liter Kornbranntwein übergossen. Mindestens 14 Tage lang muss der Aufguss in der Sonne stehen und dabei täglich geschüttelt werden. Anschließend wird er abgeseiht und für den täglichen Gebrauch in kleine Flaschen umgefüllt, die möglichst im Kühlschrank aufbewahrt werden sollten. Mit zunehmender Reife entfaltet der Schwedenbitter immer mehr von seiner Heilkraft.

Wer keine Zeit (oder Lust) hat, sich in die Küche zu stellen und den Schwedenbitter selbst anzusetzen, kann nach ähnlichen Rezepturen zusammengestellte Getränke auch im Reformhaus kaufen. Achten Sie jedoch unbedingt darauf, dass auch wirklich Aloe drin ist!

Der kleine Schwedenbitter ist ein wunderbares Stärkungsmittel und mobilisiert die Abwehrkräfte. Ein besonderer Tipp: Vor ungewohnter körperlicher Betätigung genommen, vermindert er das Risiko eines Muskelkaters!

Blütenessenzen

Mit der Renaissance der naturheilkundlichen Heilweisen hat sich in den letzten Jahren neben der Homöopathie ein weiteres System etabliert, das Anfang der Dreißiger Jahre von Dr. Edward Bach entwickelt wurde – die sogenannten "Bach-Blüten". Der englische Arzt ging davon aus, dass eine Heilung immer auf der psychisch-emotionalen Ebene ansetzen müsse; sei diese gesundet, würden die körperlichen Symptome quasi von allein verschwinden. Das Prinzip funktioniert in etwa so: Ein Mensch leidet unter Magenschmerzen, für die auf der psychischen Seite massive Ängste den Hintergrund bilden. Was diesem Menschen also fehlt, ist Mut. In der Bachblütentherapie wird nun eben diese fehlende Eigenschaft in einer Pflanze gesucht, zum Beispiel in der Gauklerblume (*Mimulus*), die bisweilen an so steilen Klippen wächst, das man schon beim bloßen Hinschauen weiche Knie bekommt. Gelingt es nun, die Energiefrequenz des heldenhaften Gewächses auf den Menschen zu übertragen, verliert sich dessen Angst und sein Magen hört auf zu schmerzen. Dr. Bach wählte in seinen letzten acht Lebensjahren 38 verschiedene Essenzen aus, die aus bestimmten Gefühlszuständen heraushelfen können. Nach ihm kamen andere, die seine Sammlung um unzählige weitere Blütenmittel erweiterten. Auch die Aloe hat sich unter ihnen einen festen Platz erobert.

Blütenessenzen sind keine Medikamente im eigentlichen Sinne. Sie übertragen auf energetischem Wege bestimmte Pflanzeneigenschaften auf den Menschen und können damit einen Ausgleich von psychisch-emotionalen Defiziten bewirken. Etwaige psychosomatische Beschwerden auf der körperlichen Ebene werden dabei quasi "nebenbei mitgeheilt".

Herstellung von Blütenessenzen

Um die energetischen Frequenzen der Blüten zu extrahieren, empfiehlt Dr. Bach zwei Verfahren:

- die **Sonnenmethode**, die an heißen Sommertagen oder in wärmeren Klimazonen eingesetzt wird und bei der die Blüten einer Pflanzenart in eine Schale mit reinem Quellwasser gelegt und mehrere Stunden lang der Sonne ausgesetzt werden;
- die **Kochmethode**, die eher an kälteren Tagen praktiziert wird und bei der die Blüten eine zeitlang in Quellwasser gekocht werden.

Das so gewonnene Blütenwasser wird mit gleichen Teilen Alkohol konserviert und als sogenannte Ur-Esszenz abgefüllt. Zwei Tropfen dieser Essenz in 10 ml Alkohol (meist in Form von Weinbrand) gelöst, ergeben die sogenannte Stock Bottle. Dies ist das Vorratsfläschchen, das im Handel erhältlich ist. Für den persönlichen Gebrauch wird daraus die "Einnahmeflasche" hergestellt. Dazu werden je zwei Tropfen der gewählten Essenzen aus der Stock Bottle entnommen und mit 30 ml Quellwasser (oder einem guten Mineralwasser ohne Kohlensäure) bzw. Weinbrand vermischt.

Dosierungsempfehlung: Üblich sind dreimal täglich 10 Tropfen aus der Einnahmeflasche, bei Bedarf kann diese Menge auch stündlich genommen werden.

Während für alle anderen Aloe-Anwendungen immer nur das Blatt verwendet wird, werden die Blütenmittel, wie der Name verrät, aus der Blüte der Pflanze gewonnen, die sich unter guten Wachstumsbedingungen im zeitigen Frühjahr (April bis Anfang Mai) zeigt.

Folgende Aloe-Blütenessenzen sind im Handel:

- Kalifornische Blüte von der US-amerikanischen Flower Essence Society (FES), die als erste das Verfahren von Dr. Bach aufgegriffen und zahlreiche neue Mittel herausgebracht hat.
  Einsatzmöglichkeiten: Bei Überarbeitung, Müdigkeit, Erschöpfung und dem Gefühl der Leere, der Kraftlosigkeit und des Ausgebranntseins. Besonders geeignet ist die Blüte für all jene, die es mit dem Pflichtbewußtsein allzu ernst nehmen und deshalb immer wieder über die Grenze ihrer Leistungsfähigkeit hinausgehen. Gut kombinierbar mit der Original-Bachblüte "Olive".
  Stichwort: Erneuerung der schöpferischen Lebenskraft.

- Blütenessenz von Desert Alchemy (DA) in Arizona.
  Einsatzmöglichkeiten: Bei Zweifeln an der eigenen Chance zur Genesung und mangelnder Zuversicht.
  Stichwort: Vertrauen

- Hawaiianische Blüte "Panini-awa'awa" von Aloha Flower Essences
  Einsatzmöglichkeiten: Zur Erleichterung des Entzugs von psychotropen Drogen und "Reparatur" des menschlichen Energiefelds
  Stichwort: "Ich gehöre in diese Welt"

Deutschland ist weltweit das Land mit den schärfsten Bestimmungen zur Arzneimittelsicherheit und das einzige, das eine Kategorisierung von Blütenessenzen als zulassungspflichtige Medikamente überhaupt in Erwägung zieht. Bis zu einer Entscheidung über den rechtlichen Status der Essenzen können die oben genannten Blütenmittel nur über den ausländischen Versandhandel bestellt werden. Anschriften finden Sie unter den Bezugsquellen hinten im Buch.

Ein Schluck Wohlbefinden

Anders als noch vor einer Generation, als es in punkto Ernährung vor allem darum ging, satt zu werden, brauchen wir uns in unserer modernen Wohlstandsgesellschaft über einen Mangel an Nahrungsmitteln nicht zu beklagen. Ganz im Gegenteil! Das Warenangebot von Supermärkten, Lebensmittelläden und Wochenmarktständen ist üppiger denn je. Das Problem unserer Tage ist ein ganz anderes. Bei uns muss alles schnell gehen. So stehen statt des Getreidebreis von einst oft Fertiggerichte, Kantinenessen, Fast Food und Pausensnacks auf dem Speisezettel, und viele von uns füllen sich den Magen mit einem Übermaß an "leeren" Kalorien. Und selbst bei ausgewogener, weitgehend natürlicher Kost fehlen unseren Nahrungsmitteln manchmal die Vitalstoffe, die wir brauchen, um den erhöhten Anforderungen unseres hektischen Alltags gewachsen zu sein. Kein Wunder, dass viele von uns so anfällig für Infekte sind, die Verdauung streikt und unsere Haut fahl aussieht. 85 Prozent aller Krankheiten - auch so gravierender wie Krebs und Diabetes -, so berichtet die Weltgesundheitsorganisation WHO, ist auf falsche Ernährung zurückzuführen. Eine vitalstoffreiche Nahrungsergänzung erscheint da gerade in unserer heutigen Zeit dringend geboten.

Apropos Nahrungsergänzung

In den USA haben Nahrungsergänzungsmittel aller Art Hochkonjunktur, so auch *Aloe Vera Drinks* von mehr oder minder guter Qualität. Bunte Etiketten und eindringliche Worte lassen gelegentlich den Eindruck entstehen, wir hätten es hier mit Wundermitteln zu tun, die uns ohne viel Aufwand und persönliches Engagement von allerlei Krankheiten befreien. Man brauche bloß ein paar Löffelchen davon zu nehmen, und schon sei alles gut. Doch ganz so einfach ist es natürlich nicht. Eine Nahrungsergänzung ist, wie das Wort schon sagt, eine Extraportion Gesundheit, die unseren Speiseplan komplettieren und unsere Kost aufwerten soll. Damit sie ihre wohltuende Wirkung entfalten kann, müssen erst die Grundvoraussetzungen für unser körperliches Wohlbefinden geschaffen werden. Und diese sind in erster Linie eine ausgewogene Ernährung und eine gesunde Lebensweise, bei der auch der Genuss und die Freude nicht zu kurz kommen. Schließlich soll es uns auch seelisch gut gehen.

Erst in Kombination mit einer ausgewogenen Ernährung und angemessenen Lebensweise kommen die Wirkungen einer Nahrungsergänzung mit Trinksäften, Mixgetränken oder dem Frischblattgel der Aloe Vera voll zum Tragen.

Aloe Vera als Gesundheitsdrink

Im Gegensatz zu den bisher beschriebenen naturheilkundlichen Anwendungen hat der Einsatz der Aloe Vera als Nahrungsergänzung keine jahrhundertealte Tradition, sondern ist ein relatives Novum. Erst in den siebziger und achtziger Jahren wurde die Sukkulente als Lebensmittel entdeckt, und Mitte der achtziger Jahre gab es erste größere Studien zur positiven Wirkung des Trinksaftes auf die Gesundheit. Besonders das US-amerikanische Linus Pauling Institute leistete hier einen wichtigen Forschungsbeitrag und berichtete neben einer Verbesserung des Eiweißstoffwechsels und einer Normalisierung der Verdauung vor allem von einem positiven Einfluss auf Hefepilzinfektionen, Magenübersäuerung und eine angegriffene Darmflora. Gleichzeitig wurde die Unbedenklichkeit einer solchen Nahrungsergänzung bescheinigt.

Aloe-Vera-Präparate zur Nahrungsergänzung sind keine Heilmittel im Sinne des Arzneimittelgesetzes. Ihr Ansatz ist ein ganz anderer. Sie zielen darauf ab, Ernährungsdefizite auszugleichen und den Körper von innen heraus zu stärken, damit Krankheiten erst gar keine Chance haben. Man nimmt sie am besten schon dann, wenn sich noch keine Symptome zeigen.

Einer der wichtigsten Gründe für eine Nahrungsergänzung mit Aloe Vera ist vor allem deren abwehrstärkende Wirkung. Eng daran gekoppelt ist die Fähigkeit der Sukkulente, Genesungsprozesse in Gang zu setzen und zu beschleunigen. Man braucht nicht krank zu sein, um von einer Nahrungsergänzung mit Aloe Vera zu profitieren. Ganz im Gegenteil! Die Sukkulente enthält nämlich eine Reihe von Substanzen, die selbst in einer sorgfältig zusammengestellten Kost entweder gar nicht oder nur in sehr geringen Mengen vorkommen. So sind von den 22 Aminosäuren, die der menschliche Organismus braucht, immerhin 18 darin nachzuweisen, darunter sieben der acht essentiellen, die dem Körper von außen zugeführt werden müssen, da er sie nicht selbst bilden kann. Insgesamt enthält das stachelige Wüstengewächs über 160 verschiedene bioaktive Substanzen: Vitamin A, B, C, und E, Anthrachinone, essentielle Aminosäuren, viele Mineralien und Spurenelemente, wertvolle Polysaccharide - so auch das abwehrstärkende Acemannan - und Enzyme, die im Stoffwechselgeschehen als Katalysatoren fungieren und ohne die im Organismus im wahrsten Sinne des Wortes nichts laufen würde. Näheres zu den Inhaltsstoffen finden Sie im Kapitel "Mirabilis – die Wunderbare" auf Seite 25.

In der Aloe Vera sind zwar viele verschiedene bioaktive Substanzen nachzuweisen. Verglichen mit künstlich zusammengestellten oder synthetischen Nahrungsergänzungsmitteln kommen diese aber meist nur in relativ kleinen Mengen in ihr vor. Studien haben jedoch gezeigt, dass der Mensch solche Stoffe in ihrer natürlichen Kombination und einer auf Pflanzenebene gewissermaßen "vorverdauten" Form sehr viel besser verwerten kann. Der Synergieeffekt, also das optimale natürliche Zusammenspiel der einzelnen Inhaltsstoffe, scheint einen Großteil der Wirkung auszumachen.

Aloe-Vera-Nahrungsergänzungsmittel sind von dem abführenden Aloin und Aloin Emodin befreit. Sie werden teils frisch abgefüllt, teils aus Konzentraten oder gefriergetrocknetem Pulver rückverdünnt. Im Wesentlichen sind zwei Formen auf dem Markt:

- Trinksäfte aus purem, mit biologischen oder synthetischen Konservierungsmitteln stabilisiertem, in der Regel pasteurisiertem Gel oder Ganzblattextrakt (der Aloe-Vera-Anteil sollte möglichst nah an 100 Prozent liegen).
- Trinkzubereitungen – verkauft unter Bezeichnungen wie Getränk, Drink, Nektar usw. – mit mehr oder weniger viel Gel oder Ganzblattextrakt (gute Präparate kommen mit wenigen Zusätzen aus und haben einen Aloe-Vera-Anteil von über 80 Prozent, in anderen sind nicht einmal 10 Prozent enthalten).

Ein Hinweis für Allergiker

Aloe-Vera-haltige Getränke müssen zur Haltbarmachung entweder pasteurisiert oder konserviert werden. Als Konservierungsmittel kommen in der Regel Natriumbenzoat und Kaliumsorbat zum Einsatz. Allergieprobleme gibt es hier nur selten. Wer dennoch allergisch auf solche Verbindungen reagiert, sollte lieber auf das frische Blatt ausweichen. Gerade für Allergiker empfiehlt es sich, die Deklaration der Inhaltsstoffe genau zu lesen. Fehlt eine Zutatenliste auf dem Etikett, spricht dies nicht unbedingt für die Seriosität des Herstellers.

Ganzblatt oder Gel?

Selbst Experten sind sich nicht darin einig, was nun mehr zu empfehlen sei - der Trinksaft aus dem ganzen Blatt oder nur aus dem Gel. Fest steht, daß sich viele Polysaccharide und weitere bioaktive Substanzen in der Schicht direkt unter der äußeren Rinde anreichern. Bei der Gewinnung des Saftes aus dem ganzen Blatt werden sie mit extrahiert und sind hier folglich in größerer Konzentration enthalten. Andererseits muss der Ganzblattextrakt einen aufwendigen Filtrationsprozess durchlaufen, bei dem unter Umständen ein nennens-werter Anteil der Nährstoffe wieder entzogen wird.

Wie dem auch sei: Letztendlich entscheidet der Erfolg, den man mit der Nahrungsergänzung erzielt. Erfahrungsgemäß sind die Wirkungen von qualitativ hochwertigen Trinksäften beiderlei Art in etwa vergleichbar. Es kommt wohl eher auf den Gehalt an Aloe Vera insgesamt als auf die Zahl der verarbeiteten Blattschichten an.

Seien Sie misstrauisch, wenn ein Hersteller von Aloe-Vera-Nahrungsergänzungsmitteln damit wirbt, seine Produkte seien weder pasteurisiert, noch würden sie Konservierungsmittel enthalten. Das ist rein technisch überhaupt nicht möglich, denn so ein Saft wäre maximal 2 Tage lang haltbar!

Pasteurisierung - ja oder nein?

Ist das Aloe-Vera-Blatt im Verarbeitungsprozess erst einmal zerschnitten worden, kommt es sehr schnell zu einer Milchsäuregärung durch den Lactobacillus, ähnlich wie bei der Herstellung von Joghurt. Will der Hersteller keinen "Aloe-Vera-Joghurt" produzieren, kommt er also nicht umhin, sein Gel bzw. den aus dem ganzen Blatt gewonnenen Extrakt zu stabilisieren. Auch der Ausbreitung anderer Bakterien muss er entgegenwirken, damit sein Produkt nicht binnen kurzer Zeit "umkippt". Dies kann entweder mit verschiedenen Hilfsstoffen geschehen oder aber mit einem Verfahren, wie wir es von der Milch her kennen – der Pasteurisierung. Dabei wird die zu konservierende Substanz etwa drei Sekunden lang hocherhitzt, um Keime abzutöten. Dies ist zweifellos ein Eingriff in die Natürlichkeit des Produktes, dennoch aber ein eher kleines Übel. Anders als man vielleicht meinen könnte, gehen angesichts der kurzen Erhitzungsdauer selbst die empfindlichen Enzyme nicht verloren. Ob die biologische Aktivität anderer sensibler Inhaltsstoffe erhalten bleibt, ist jedoch nicht sicher. Ebenso ungeklärt sind etwaige Auswirkungen auf den Synergieeffekt.

Unbestreitbarer Vorteil des Verfahrens: Es ist absolut rückstandsfrei.

Nachteil: Pasteurisierter Saft ohne Zusatz von Konservierungsmitteln ist im Kühlschrank maximal zwei Wochen haltbar. Bei kleineren Einnahmemengen, oder wenn man den Saft nicht täglich nimmt, kann das zum Problem werden.

Am besten (und teuersten) ist frischer Saft, das heißt solcher, der nicht aus eingedickter oder getrockneter Ware rückverdünnt wurde - und zwar trotz der Notwendigkeit, Konservierungsmittel wie Natriumbenzoat oder Kaliumsorbat zuzusetzen. Der Unterschied ist etwa wie zwischen frischem Orangensaft und solchem aus Konzentrat. Achten Sie aber unbedingt auf das Verfallsdatum, denn trotz Konservierung ist die Haltbarkeit begrenzt!

Gefriertrocknung ist besser als ihr Ruf

Aloe-Vera-Trinksäfte werden vielfach durch Rückverdünnung aus gefriergetrocknetem Pulver hergestellt. Die Bezeichnung "frisch" verdienen sie dann zwar nicht mehr, doch das Verfahren hat gewisse Vorteile. Zum einen werden die Aloe-Blätter erntefrisch getrocknet, zu einem Zeitpunkt also, zu dem sie einen maximalen Vitalstoffgehalt aufweisen. Im "Trockenschlaf" lässt sich der Extrakt hervorragend lagern. Die Zeit geht einigermaßen spurlos an ihm vorbei. Bei flüssigen Aloe-Vera-Extrakten hingegen tickt die Uhr der Zersetzung unaufhaltsam. Die beigefügten Konservierungsmittel unterbinden zwar den bakteriellen Verderb, aber unabhängig davon setzt sich ein enzymatischer Umwandlungsprozess in Gang, bei dem die Azetatgruppen, die an bestimmten Positionen der Acemannan-Kette angelagert sind, zu Essig werden. Rückverdünntes gefriergetrocknetes Pulver ist also besser als Saft aus Flüssigkonzentrat oder auch zu lange gelagerter "frischer" Saft.

Kaufen Sie möglichst nur Ware aus kontrolliert biologischem Anbau (kbA)! Die Blätter der Aloe Vera sind ausgezeichnete Speichermedien - nicht nur für Wasser und Vitalstoffe, sondern leider auch für Düngemittelrückstände und Pestizide. Die Pflanzen sollten also tunlichst nichts davon abbekommen.

Acemannan - Mehrfachzucker mit Wunderkräften?

Besonders einer der Inhaltsstoffe der Aloe Vera hat in den letzten Jahren von sich Reden gemacht: Das Acemannan. Es ist ein wichtiges Immunstimulans, das die Aktivität der Fresszellen (der sogenannten Makrophagen), Monozyten, Antikörper und T-Killerzellen in unserem Körper unterstützt, so daß krankmachende Bakterien, Viren und Parasiten schnell unschädlich gemacht werden können. Gleichzeitig stärkt es die Abwehrzellen von innen heraus, so dass diese widerstandsfähig gegen aggressive Viren sind.

Neben seiner immunstimulierenden Wirkung ist Acemannan ein wichtiger Baustein für Haut, Gefäße, Sehnen, Gelenke, Knorpel, Bänder und Knochen. Es sorgt für eine ausreichende Produktion von Gelenkschmiere (wichtig für Arthritis-Patienten) und unterstützt die Absorption von Wasser und Nährstoffen im Verdauungstrakt.

So lange wir jung sind, können wir Acemannan selbst produzieren. Erst als Erwachsene sind wir darauf angewiesen, es mit der Nahrung von außen zuzuführen. Wir finden es im Gel der Aloe, in Ginsengwurzeln, dem chinesischen Astralagus-Kraut, den japanischen Shiitake-Pilzen und auch dem Knorpelmehl von Haifischen.

Erstmals isoliert wurde Acemannan 1984 von dem US-amerikanischen Pharmakonzern Carrington Laboratories. In der Folgezeit wurde in verschiedenen wissenschaftlichen Studien die immunstimulierende Wirkung der reinen Substanz nachgewiesen und, was besonderes Aufsehen erregte, von beachtlichen Erfolgen bei der Behandlung von Leukämie und Fibrosarkomen bei Katzen berichtet. In Laborversuchen zeichneten sich darüber hinaus gewisse Fortschritte bei der Bekämpfung des HIV-Virus ab. Nun ist die Aloe Vera damit noch lange nicht die heißersehnte Wunderwaffe gegen Krebs und Aids. Erstens befinden sich die Forschungen noch im Versuchsstadium, und zweitens wurden die Erfolge mit reinem, isoliertem Acemannan erzielt. Die Dosierung war so hoch, dass man über einen Liter Aloe-Vera-Saft pro Tag trinken müsste, um sich vergleichbare Mengen zuzuführen. Wir haben es hier eben nicht mit einem Medikament, sondern mit einer Nahrungsergänzung zu tun. Dennoch ist die abwehrstärkende Wirkung von Aloe-Vera-Trinksäften unbestritten. Sie können das geschwächte Immunsystem auf Trab bringen und dem Organismus Hilfe zur Selbsthilfe geben. Von daher sind sie neben einer umfassenden Therapie als Begleitmaßnahme auch für Krebs- und Aidspatienten sehr zu empfehlen.

Das kann eine Nahrungsergänzung mit Aloe Vera leisten:

- Sie stärkt die Abwehrkräfte und beugt somit Infektionen vor.
- Sie unterstützt die Phagozytentätigkeit, sodass Krankheitskeime schneller unschädlich gemacht und aus dem Körper ausgeschieden werden können.
- Sie wirkt stoffwechselanregend und bringt den ganzen Organismus in Schwung.
- Dank des reizlindernden und entzündungshemmenden Effekts werden überschießende Reaktionen des Körpers vermieden; dies ist besonders wichtig in Bezug auf Allergien.
- Sie trägt zur Regeneration der Darmflora bei und hilft so, Mykosen und widrige Bakterien zurückzudrängen.

- Sie wirkt beruhigend auf den Magen, sodass dieser nicht mehr so schnell gereizt reagiert.
- Dank der reinigenden und entschlackenden Eigenschaften wird der Körper von Umweltgiften und Stoffwechselschlacken befreit.
- Sie regt die Zellteilung an und führt damit zu einer Revitalisierung und Tonisierung des Körpers; gleichzeitig wird ein genereller Gesundungs- und Verjüngungsprozess in Gang gesetzt.

Damit sich diese Wirkungen einstellen können, bedarf es einer regelmäßigen Nahrungsergänzung über mehrere Monate hinweg. Ein Löffelchen von Zeit zu Zeit genommen, reicht nun einmal nicht aus.

Qualität hat ihren Preis

In den letzten Jahren haben Aloe-Vera-Präparate zur Nahrungsergänzung auch auf dem deutschen Markt mehr und mehr an Boden gewonnen, und es gibt eine Vielzahl von Anbietern, die mit bunten Broschüren für ihre Ware werben. Doch bekanntlich ist Papier geduldig. Nur allzu oft wird allzu viel versprochen, was selbst eine so versierte Heilerin wie die Aloe Vera nicht leisten kann. Und da ist noch ein weiteres Problem: Die aus dem Wüstengewächs hergestellten Nahrungsergänzungsmittel sind relativ teuer. Mischt ein Hersteller billige Füller wie Maltodextrin unter seine Produkte, beeinträchtigt das zwar deren Wirksamkeit, doch er kann schnelle Profite erzielen. Für den Laien aber ist kaum nachprüfbar, was sich in so einem Drink wirklich verbirgt. Rückschlüsse auf die Qualität kann er nur auf folgende Weise ziehen:

- Kosten Sie bei nächster Gelegenheit ein Stück frisches Aloe-Vera-Gel, um Ihren Gaumen zu schulen. Wer den Geschmack kennt, weiß, ob der fertig gekaufte Trinksaft noch etwas mit Aloe zu tun hat.

- Lesen Sie die Deklaration der Inhaltsstoffe auf der Flasche und achten Sie auf einen möglichst hohen Anteil von Aloe-Vera-Saft oder -Gel. Wenn Mengenangaben fehlen: Was an erster Stelle der Liste steht, ist der Hauptbestandteil. Ist es "Aqua", dann zahlen Sie viel Geld für wenig Aloe.

- Purer Aloe-Vera-Trinksaft ist leicht gelblich und hat einen bitteren, strengen Geschmack. Es gibt aber auch fast glasklare Sorten, die Farbe ist also kein eindeutiges Erkennungsmerkmal. Eher schon der typische Geruch: Guter Saft riecht herb, aber er stinkt nicht!
- Wenn der Saft nach Essig riecht und schmeckt, dann sollten Sie ihn nicht mehr trinken, denn dann ist er verdorben. Hilfsstoffe wie Natriumbenzoat und Kaliumsorbat, mit denen Aloe-Vera-Fertiggetränke konserviert sind, können zwar den bakteriellen Zersetzungsprozess aufhalten, nicht aber den enzymatischen. Der sorgt dafür, dass das wertvolle Acemannan Azetatgruppen abspaltet, die sich in Essigsäure umwandeln.
- Machen Sie einen Bogen um Billigangebote! Der Rohstoff Aloe Vera ist teuer. Preiswerter Saft lässt sich nur daraus herstellen, wenn man ihn kräftig streckt.

Gute Aloe-Vera-Präparate zur Nahrungsergänzung haben ihren Preis. Ein Liter purer, stabilisierter Trinksaft kostet je nach Hersteller und Verfahren (aus Konzentrat bzw. Pulver rückverdünnter Saft oder stabilisierter Frischsaft) zwischen etwa € 16,00 und € 28,00. Bei der empfohlenen Einnahmemenge von ein bis zweimal täglich 20 ml (2 – 3 Esslöffel) reicht so eine Flasche etwa einen bis 1 ½ Monate.

Pur ist besser

Neben dem reinen Aloe-Vera-Trinksaft aus dem Gel oder dem ganzen Blatt gibt es eine ganze Reihe von Zubereitungen und Kombinationen: Aloe Vera mit Apfel, mit Grapefruit, mit Heidelbeere, mit Bienenhonig... Solche Mischungen werden oftmals fast zum gleichen Literpreis verkauft, wie der pure Saft. Sind die Anteile dieser Beimischungen minimal, mag das gerechtfertigt sein, doch manchmal machen sie den Löwenanteil des Getränks aus. Wer selbst mischt, kommt also in der Regel preiswerter weg. Doch nicht nur aus Gründen der Sparsamkeit empfiehlt sich der Griff zur reinen Ware. Nur bei selbst gemixten Getränken weiß man, wie viel Aloe Vera wirklich drin ist; bei Fertigtrinkzubereitungen ist das manchmal selbst dann schwer nachvollziehbar, wenn man Experte im Lesen von Packungsaufschriften ist.

Wer, wann, wieviel?

Von einer Nahrungsergänzung mit Aloe-Vera-Trinksäften kann jeder profitieren. Besonders wichtig ist sie für all jene, die erhöhte Anforderungen an ihren Körper stellen, also für SportlerInnen ebenso wie für ManagerInnen, für Schwangere und Eltern von Kleinkindern (wegen der durchwachten Nächte!), für Kranke und Rekonvaleszente. Auch Senioren können von einer zusätzlichen Versorgung mit Vitalstoffen nur profitieren.

Verzehrempfehlung

Für die dauernde Nahrungsergänzung empfiehlt es sich, täglich – bei Bedarf auch zweimal täglich – einen bis zwei Esslöffel pur oder verdünnt zu trinken. Am besten, Sie nehmen den Saft vor den Mahlzeiten ein. Meiden Sie Kaffee und schwarzen Tee in unmittelbarer Verbindung mit Aloe Vera. Die Wüstenlilie beugt nämlich einer Übersäuerung des Magens vor, und koffeinhaltige Getränke würden diese Wirkung wieder aufheben.

> Wer sich zum ersten Mal zu einer Nahrungsergänzung mit Aloe Vera entschließt, sollte vorsichtig dosieren, um allzu starke Reaktionen zu vermeiden. Diese sind zwar durchaus erwünscht (schließlich handelt sich um Entgiftungsprozesse), doch fallen sie allzu heftig aus, kann dies unangenehm sein. Beginnen Sie also mit kleinen Mengen, um sich nach und nach an die für Sie persönlich richtige Dosis "heranzutasten".

Kurprogramm

Für Phasen starker Beanspruchung wie in der Vorbereitungszeit vor Prüfungen, bei beruflichen Herausforderungen oder Anstrengungen (zum Beispiel Standdienst auf Messen), bei Krankheiten oder in der Zeit danach empfiehlt sich eine Trinkkur mit Aloe Vera. Hierzu steigern Sie die Tagesdosis auf insgesamt bis zu 120 ml und mehr. In solchen Zeiten lohnt auch der Kauf eines frischen Aloe-Vera-Blattes (siehe Bezugsquellen).

Rezepte mit Aloe Vera

Aloe-Vera-Trinksaft ist eine wertvolle Nahrungsaufwertung und verdient einen festen Platz in einer gesunden Ernährung. Mit seinem natürlichen, bitter-herben Geschmack ist er jedoch rein kulinarisch betrachtet nicht gerade eine Verlockung. Manch einer gewöhnt sich schnell daran und trinkt ihn am liebsten pur, andere sind empfindlicher und halten's mit Mary Poppins: "Wenn ein Löffelchen voll Zucker bittere Medizin versüßt ...". Letztere finden in diesem Kapitel viele Anregungen zur geschmacklichen Verfeinerung. Salaten und Mixgetränken kann das bittere Aroma durchaus eine interessante Note geben.

Kleiner Leitfaden für den Rezeptteil

- Die nachfolgenden Rezeptvorschläge zeigen, welche Möglichkeiten die Aloe Vera als Nahrungsaufwertung bietet. Sie sind als Beispiele gedacht. Lassen Sie sich inspirieren! Ihrer Phantasie sind keine Grenzen gesetzt.
- Die angegebenen Mengen reichen bei Salaten und Desserts jeweils für zwei Portionen, bei Getränken - wenn nicht anders angegeben - für jeweils ein Glas.

Frischblattgel zur Nahrungsergänzung

Ein Nahrungsmittel der besonderen Art ist ganz sicherlich das Mark aus dem frischen Blatt. Wenn Sie keine eigene Pflanze haben oder diese nicht kahl ernten möchten, können Sie eines bei einer der im Anhang genannten Bezugsquellen bestellen. Für eine Tagesportion brauchen Sie ein etwa 5-10 Zentimeter langes Blattstück. Daraus schälen Sie das transparente Gel heraus, wie im Kapitel "Von Pflanzen und Blättern" auf Seite 99 beschrieben. Kulinarisch Hartgesottene zerteilen es in mundgerechte Happen und kauen es so lange wie möglich, um es wirklich gut zu zerkleinern. Dabei werden gleichzeitig die Mundschleimhaut und das Zahnfleisch gereinigt und tonisiert. Wer das nicht über sich bringt, kann das Gel kleingeschnitten unter einen Salat mischen.

Der erdige Geruch und das herb-bittere Aroma des frischen Blattes sind sicherlich nicht jedermanns Geschmack. Um ihn abzumildern, können Sie das pürierte Gel unter Obst- oder Gemüsesäfte rühren.

Salatbouquet mit Aloe-Vera-Stückchen

2 Portionen gemischte Blattsalate je nach Saison (zum Beispiel Eichblatt, Endivien, Feldsalat, Radicchio)
1 Grapefruit
Filet aus einem etwa 5 cm langen Stück Aloe-Vera-Blatt
4 EL gutes, kaltgepresstes Olivenöl
1-2 EL Balsamico-Essig
1 TL mittelscharfer Senf
Salz, frisch gemahlener Pfeffer und Kräuter nach Belieben

Zubereitung: Den Salat waschen, putzen, trockenschleudern und auf zwei Tellern anrichten. Die Grapefruit filetieren (weiße Haut ganz entfernen!) und in mundgerechte Stücke schneiden. Das Aloe-Vera-Filet hacken und gemeinsam mit den Grapefruitstücken auf den Salatblättern verteilen. Aus Öl, Essig, Senf, Gewürzen und Kräutern eine Vinaigrette rühren und über den Salat gießen. Sofort servieren.

Dazu passt frisches Knoblauchbaguette heiß aus dem Backofen.

Frisches Blattmark muss schnell aufgebraucht werden, da es innerhalb kürzester Frist zu einer Milchsäuregärung durch den Lactobacillus kommen kann. Wird es zu lange aufbewahrt, wandelt es sich in "Joghurt" um.

Chicoréeblume

1 Chicoréestaude
1 Orange
Filet aus einem etwa 5 cm langen Stück Aloe-Vera-Blatt
½ Becher Crème fraîche
Saft von ½ Zitrone
½ TL Zucker

Zubereitung: Die Chicoreestaude zerteilen, die Blätter waschen, trocknen und wie Blütenblätter auf zwei Tellern arrangieren. Die Orange filetieren (weiße Haut ganz entfernen!), das Aloe-Vera-Filet in kleine Stücke schneiden und beides auf den Chicoreeblättern verteilen. Aus der Crème fraîche, dem Zitronensaft und dem Zucker ein Dressing rühren, ins Blütenherz geben und servieren.

Gesundheit auf Vorrat

So lange das Blatt intakt ist, hält es sich bei kühler Lagerung mehrere Monate lang. Da die Pflanze kälteempfindlich ist und manche der Inhaltsstoffen bei zu niedrigen Temperaturen zerstört werden, legt man das Blatt am besten in ein sauberes Tuch eingeschlagen ins Gemüsefach und nicht in den oberen Teil des Kühlschranks. Die Schnittstelle verschließt sich zwar von allein, sollte aber aus hygienischen Gründen dennoch stets mit Alufolie abgedeckt werden.

Einmal herausgeschält, muss das Blattmark rasch verbraucht werden, denn es verdirbt schnell. Um es haltbar zu machen, kann man es mittels Alkohol oder Zucker konservieren. So hat man über längere Zeit immer einen praktischen Vorrat zur Hand.

Alkoholischer Auszug

100 ml guter Weinbrand
20 g frisches Aloe-Vera-Blattgel

Zubereitung: Das Blattgel in Würfel schneiden und in ein Glas mit Schraubverschluss geben. Mit dem Alkohol übergießen, sodass die Gelwürfel vollkommen bedeckt sind. Den Ansatz im verschlossenen Glas 14 Tage reifen lassen. Dann abseihen und in eine kleine Flasche füllen.
Haltbarkeit: ca. 6 Monate

Anwendung: Als Lebenselixier regelmäßig einmal täglich einige Tropfen in etwas Wasser einnehmen. Zur Mundhygiene ein paar Tropfen in ein Glas Wasser geben und gurgeln. Bei Insektenstichen oder Pickeln pur auftragen, um den Juckreiz zu lindern und Entzündungen schneller heilen zu lassen.

Bei manchen Rezepten zur Haltbarmachung wird das Aloe-Vera-Gel miterhitzt. Dabei gehen zwar die Enzyme verloren, andere wertvolle Inhaltsstoffe wie Polysaccharide, Glykoproteine und viele bioaktive Substanzen zerfallen jedoch erst bei Temperaturen über dem Siedepunkt von Wasser. Auch scheint der Synergieeffekt nicht durch Hitze beeinträchtigt zu werden. Aus der Volksheilkunde sind viele Erfolge von Behandlungen mit gekochten Aloe-Extrakten überliefert.

Aloe-Wein

150 g naturreiner Imkerhonig
1 Liter Wein aus biologischem Anbau
20 ml frisches Aloe-Vera-Blattgel

Zubereitung: Wein und Honig unter ständigem Rühren langsam erhitzen, bis der Honig aufgelöst ist. Vom Herd nehmen und etwas abkühlen lassen. Dann das frische, zermuste Aloe-Vera-Gel untermischen. Noch warm in eine Flasche füllen und verschließen. Kühl aufbewahren.
Haltbarkeit: ca. 3 Monate

Anwendung: Kurmäßig am besten im Frühling jeden dritten Tag einmal morgens ein Likörglas Aloe-Wein nüchtern trinken. Das weckt die Lebensgeister nach dem langen Winter.

Aloe-Sirup

100 g Rohrzucker
100 g frisches Aloe-Vera-Blattgel

Zubereitung: Das Blattgel im Mixer pürieren oder mit einer Weizengrassaftpresse versaften. Den Saft mit dem Zucker bei leichter Hitze unter gelegentlichem Rühren etwa 10 Minuten köcheln lassen. In ein Glas füllen und kühl aufbewahren,
Haltbarkeit: ca. 3 Monate

Anwendung: Zur Anregung des Stoffwechsels morgens ½ Teelöffel Sirup in etwas Wasser einrühren und trinken oder ins Müsli geben.

"Kandierte" Aloe

100 g Rohrzucker
100 g frisches Aloe-Vera-Blattgel

Zubereitung: Das frische Blattgel mit dem Messer grob zerkleinern, mit dem Zucker vermischen und in ein Schraubglas füllen. Mehrere Tage stehen lassen und während dieser Zeit immer wieder umrühren.
Haltbarkeit: ca. 3 Monate

Anwendung: Zum Frühstück eine halbe Grapefruit mit etwas kandierter Aloe bestreichen. Das bringt den Verdauungsapparat in Schwung und wirkt insgesamt tonisierend und ausgleichend auf Magen und Darm.

Powerdrinks zum Selbermixen

Wer seine Nahrung mit fertig gekauften Trinksäften oder frisch püriertem Aloe-Vera-Gel aufwerten möchte, den Geschmack pur aber nicht mag oder einfach nur nach einer Abwechslung sucht, für den sind gesunde Mixgetränke genau das Richtige. Kühl serviert schmecken solche Drinks besonders gut.

<u>Standardmischung für Mixgetränke:</u>

Auf 75 ml Flüssigkeit (= ein ¾ Glas) kommen 25 ml Aloe Vera.
Das entspricht etwa 2 bis 3 Esslöffeln.

Der Klassiker

25 ml Aloe-Vera-Saft oder püriertes Frischblattgel
75 ml Mineralwasser mit Kohlensäure
1 kräftiger Spritzer Zitrone

Auf Eiswürfeln serviert, ist dieser Drink nicht nur ein Tonikum, sondern schmeckt auch fast wie *Tonic Water* ...

> Das herbe Aroma der Aloe lässt sich besonders mit leicht bitteren Obst- und Gemüsesorten kaschieren: Grapefruit, Bittersalate aller Art wie Chicorée und Endivien, Getränke wie *Bitter Kas* (ohne Alkohol) oder *Campari* (mit).

Der fruchtige Genuss

25 ml Aloe-Vera-Saft oder püriertes Frischblattgel
75 ml frisch gepresster (oder fertig gekaufter) Fruchtsaft
Honig nach Geschmack

Empfehlenswert: Grapefruit, Orange, Apfel, Trauben, Ananas, Heidelbeere und Multivitaminsaft.

> Fertig gekaufter Obst- oder Gemüsesaft ist natürlich längst nicht so gut wie frisch gepresster. Doch vielen fehlt die Zeit für aufwendige Prozeduren. Für sie gilt: lieber zwei- bis dreimal täglich Aloe Vera mit Saft aus der Packung als nur einmal im Monat mit einem frisch aus der Presse.

Die herzhafte Variante

25 ml Aloe-Vera-Saft oder püriertes Frischblattgel
75 ml frisch gepresster (oder fertig gekaufter) Gemüsesaft
Salz, Pfeffer und Tabasco nach Geschmack

Empfehlenswert: Tomate, Sellerie, Paprika, Karotte

Kas-Orange (reicht für 1 Longdrink-Glas)

25 ml Aloe-Vera-Saft oder püriertes Frischblattgel
75 ml Orangensaft
75 ml Bitter Kas
Auf Eiswürfeln servieren! Ist ein wunderbar erfrischender Apéritif.

Bitter-Limo

25 ml Aloe-Vera-Saft oder püriertes Frischblattgel
75 ml Mineralwasser
1 kräftiger Schuß Zitronensirup
Schmeckt sogar Kindern gut! Statt Zitrone können Sie ruhig auch andere Fruchtsirups probieren: Grapefruit, Passionsfrucht, Johannisbeere und Himbeere sind ebenfalls lecker.

Grüner Engel (reicht für zwei Gläser)

1 Kiwi
200 ml Maracuja-Nektar
50 ml (möglichst frisch gepresster) Grapefruitsaft
25 ml Aloe-Vera-Saft oder Frischblattgel
10 Eiswürfel

Alle Zutaten in den Mixer geben und pürieren. Wenn Sie ein stabiles Gerät haben, können Sie die Eiswürfel mit dazugeben, sonst müssen Sie sie separat zerstoßen und untermischen. Den Drink in Cocktailgläser füllen und nach Lust und Laune dekorieren.
Probieren Sie andere Mischungen aus: Aprikose mit Ananas oder Kirschen mit Passionsfrucht, jeweils mit Grapefruitsaft gemischt, sind ebenso himmlisch.

Cocktails mit Schuss

Auch alkoholischen Drinks tut eine Extraportion Gesundheit gut. Solche Cocktails sind ideal für jene besonderen Momente, wo Entspannung, Genuß und Wohlbefinden Hand in Hand gehen. Ihren Party-Gästen werden sie schmecken!

Amaretto Aloe

1 EL Aloe-Vera-Saft oder püriertes Frischblattgel mit
1 Likörglas Amaretto aufgießen und
2 EL halbgeschlagene, frische Sahne als Häubchen aufsetzen.
Mit Kakaopulver oder auch einer Prise gemahlenem Ingwer dekorieren.

Aloe-Orange

25 ml Aloe-Vera-Saft oder püriertes Frischblattgel auf Eiswürfeln in ein Longdrinkglas füllen
1 Schuss Gin dazugeben,
mit (möglichst frisch gepresstem) Orangensaft auffüllen.
Zur Dekoration eine Orangenscheibe bis zur Mitte einschneiden und auf den Glasrand schieben.

Aloe-Eier-Flip

1 EL Aloe-Vera-Saft oder püriertes Frischblattgel mit
1 Likörglas Eierlikör aufgießen,
1 Schuss ungeschlagene, süße Sahne unterziehen,
mit Schokosplittern oder Kokosflocken dekorieren.

Fitness-Desserts

Auch Süßspeisen kann die Aloe mit ihrem herben Aroma eine besondere Note und eine Extraportion Fitness geben. So zubereitet, können auch Kinder Geschmack an dem gesunden Wüstengewächs finden.

Kiwi-Sorbet mit Aloe (reicht für 4 Portionen)

5 Kiwis
2 TL Zitronensaft
3 EL Aloe-Vera-Saft oder Frischblattgel
50 g Zucker
1 kleines Eiweiß
2 verschiedene Obstsorten zum Garnieren, zum Beispiel je 1 kleine Orange und Sternenfrucht, oder je 1 kleine Mango und 1 Feige
Ein paar Minzeblättchen und etwas Puderzucker

Zubereitung: Den Zucker mit etwa 3 EL Wasser verrühren, 2 Minuten köcheln und dann abkühlen lassen. In der Zwischenzeit die Kiwis mit dem Zitronensaft und der Aloe Vera kurz im Mixer pürieren. Das Zuckersirup daruntermischen. Das Eiweiß steif schlagen und das Kiwipüree unterheben. Die Masse in eine flache Schale füllen, glatt streichen und ins Gefrierfach stellen. Gelegentlich umrühren. Sobald die Masse gefroren ist, mit zwei Esslöffeln Kugeln ausstechen (wenn man die Löffel zuvor in heißes Wasser taucht, geht's leichter). Auf dem in Scheiben geschnittenen Obst anrichten. Mit Minzeblättchen dekorieren und mit Puderzucker bestäuben.

Quark und mehr

250 g Magerquark
3 EL Zucker
Mark aus ½ Vanillestange (ersatzweise 1 Päckchen Vanillezucker)
etwas Milch
25 ml Aloe-Vera-Saft oder püriertes Frischblattgel
250 g frische Erdbeeren
Ein paar Minzeblätter zur Dekoration

Zubereitung: Den Quark mit dem Zucker, dem Vanillemark, dem Aloe-Vera-Saft oder -Gel und etwas Milch zu einer glatten Creme verrühren. Die Erdbeeren von den Stielenden befreien, halbieren und vorsichtig unter die Quarkmasse heben. In Portionsschalen anrichten und mit Minzeblättern verzieren. Kühl servieren.

Extratipp: Außerhalb der Erdbeerzeit können Sie Aloe Vera auch mit anderen Quarkspeisen kombinieren. Pürierte Banane mit Honig und etwas Ingwer, Ananas (frisch oder zur Not auch aus der Dose) oder auch Sauerkirschen sind besonders leckere Varianten.

Wer's gern herzhaft mag: Aloe-Vera-Saft lässt sich auch gut unter Kräuterquark mischen. Mit Vollkornbrot oder Pellkartoffeln serviert, ist das eine Extraportion Gesundheit zum Abendessen.

Extra-Fitness für Sportler

Viele Freizeit- und Profisportler haben die Aloe Vera längst als Allround-Elixier für sich erkannt. Der Saft des Dickblattgewächses schützt die Haut und lässt Blasen schneller verschwinden, bringt rasche Linderung bei Verletzungen und kann zudem auch noch als Tonikum getrunken werden.

Beim Mountainbiken, Gipfelstürmen und anderen Outdoor-Aktivitäten zählt jedes Gramm im Gepäck. Das Gel der Sukkulente ist ein universal einsetzbares Erste-Hilfe-Mittel. Wer es dabei hat, braucht sich nicht mit einer Vielzahl von Tuben und Fläschchen abzuschleppen.

Wie Blasen schneller heilen

Aktiv zu sein und Sport zu treiben, macht Spaß, kann aber auch ganz schön strapaziös sein. Als "Außenhülle" befindet sich die Haut dabei gewissermaßen an vorderster Front und bekommt einiges ab – vor allem Reibungshitze. Stundenlanges Laufen in fest geschnürtem Schuhwerk setzen ihr ebenso zu wie die Riemen des Rucksacks oder der Griff des Tennisschlägers. Die Folge: wunde, aufgescheuerte Stellen und Blasen. Das ist höchst unangenehm; für die meisten Sportler aber noch lange kein Grund, eine Trainingspause einzulegen oder gar einen Wettkampf abzubrechen. Da heißt es, die Zähne zusammenzubeißen – oder Aloe Vera aufzutragen! Als Wüstenpflanze weiß die nämlich besonders gut, mit Hitze umzugehen, und Blasen sind nichts anderes als ein Hitzeschaden der Haut.

Das können Sie tun:

- Tragen Sie vorbeugend an blasengefährdeten Stellen Aloe-Vera-Creme oder Gel (mit Gelbildner) auf.
- Im akuten Fall reinigen Sie den wundgeriebenen Bereich bzw. die Blase sorgfältig mit Wasser. Ist sie noch nicht offen, "bohren" Sie vorsichtig mit einer sterilen Nadel seitlich unter der gesunden Haut hindurch einen Kanal, durch den die Wundflüssigkeit abfließen kann.

  Tragen Sie anschließend mehrmals großzügig Aloe-Vera-Gel auf. Das desinfiziert, lindert den brennenden Schmerz und fördert die Heilung.

- Wenn Sie weitertrainieren möchten, sollten Sie die betroffene Stelle unbedingt mit einem Pflaster schützen. Ansonsten heilen Blasen schneller an der Luft.

- Müde, wund gelaufene Füße werden in einem Fußbad mit Aloe Vera rasch wieder fit. Dazu etwa 5 Liter warmes Wasser mit 10 ml Aloe-Vera-Konzentrat 10:1 versetzen.

Erste Hilfe bei Verletzungen

Wer seinem Körper Höchstleistungen abverlangt, riskiert dabei ständig Kopf und Kragen. Vielfältigste Verletzungen von Hautabschürfungen über Verstauchungen, Verrenkungen und Zerrungen bis hin zu Sehnenscheidenentzündungen sind an der Tagesordnung. Aloe Vera kann zwar die Unfallgefahr nicht bannen, im Ernstfall aber Linderung bringen.

Das können Sie tun:

- Schürfwunden heilen oft besonders schwer ab, da man sie sich meist an exponierten Körperteilen wie Knien oder Ellenbogen zuzieht und sie immer wieder aufreißen. Um den Heilungsprozess zu unterstützen, wird die Wunde nach der gründlichen Reinigung großzügig mit Aloe-Vera-Gel eingerieben. Sobald es eingezogen ist, wird eine weitere Schicht aufgetragen, und noch eine und noch eine ... Das lindert den Schmerz und beugt Entzündungen vor.

> Schürfwunden heilen schneller im Kontakt mit der Luft. Es ist also besser, nach dem Auftragen von Aloe-Vera-Gel keinen Verband anzulegen.

- Sportler wissen die lindernde Wirkung von Eis bei Verletzungen und Entzündungen zu schätzen. Die Aloe Vera kann diesen Effekt noch verstärken. Füllen Sie einen Eiswürfelbehälter mit dem Trinksaft der Wüstenlilie und stellen Sie ihn ins Gefrierfach. Bei Bedarf reiben Sie die betroffene Stelle damit ab, bis der Eiswürfel geschmolzen ist.
- Wenn Sie keine Aloe-Vera-Eiswürfel zur Hand haben, tragen Sie das Gel

abwechselnd mit einer herkömmlichen Eispackung auf.

- Verstauchungen und Zerrungen heilen schneller, wenn Sie eine Mullkompresse mit dem Gel tränken, auf die betroffene Partie auflegen und mit einem Verband fixieren.

Praktische Hinweise

- Als Erste-Hilfe-Mittel für Sportler ist das stabilisierte, mit Gelbildner versetzte Gel am praktischsten. Es lässt sich leicht auftragen, kühlt und haftet gut auf der Haut.
- Bei Verletzungen, Insektenstichen, Blasen usw. tragen Sie das Gel möglichst unverzüglich und großzügig auf und wiederholen die Behandlung mehrmals.
- Wenn Sie mit der frischen Pflanze arbeiten, lösen Sie das Mark nicht von der Rinde ab. Schneiden Sie das Blatt nur quer durch, trennen Sie die dornigen Ränder ab und legen Sie es mit der Gelseite nach unten auf die betroffene Stelle auf.

Optimale Nahrungsergänzung

Ob Gelegenheitsjogger oder Hochleistungssprinter – wer Sport betreibt, fordert seinem Körper besondere Leistungen ab und verbraucht Energie, die er sich auf die eine oder andere Weise wieder zuführen muss. Auch für den Muskelaufbau ist eine gute Versorgung mit Nährstoffen erforderlich. Hier spielen in erster Linie die Aminosäuren als Grundbausteine der Proteine eine wichtige Rolle. Die Aloe Vera enthält sieben der insgesamt acht essentiellen (das heißt vom Körper nicht selbst produzierbaren) und zwölf der nicht essentiellen Aminosäuren.

Aminosäuren in der Aloe Vera und was sie Sportlern bringen:

Isoleuzin	reguliert den Blutzuckerspiegel und das Energiepotential
Leuzin	sorgt für gesundes Knochen- und Muskelgewebe
Valin	verbessert den Muskelstoffwechsel und regt die Neubildung des Gewebes an; wirkt gleichzeitig energetisierend
Histidin	spielt eine wichtige Rolle im Wachstum und bei der Regeneration des Gewebes
Prolin	unterstützt die Kollagenbildung und stärkt Gelenke, Sehnen und Muskeln
Theronin	stabilisiert den Proteinspiegel und wird zur Kollagenbildung gebraucht
Tyrosin	reduziert den Fettanteil des Gewebes zu Gunsten von mehr Muskeln
Glutaminsäure	ist neben Glukose die wichtigste Gehirnnahrung; spielt eine Rolle im Fett- und Zuckerstoffwechsel
Aspartinsäure	steigert die Ausdauer und ist mitverantwortlich für die Umwandlung von Kohlehydraten in Muskelenergie

Verzehrsempfehlung: Sportler nehmen dreimal täglich jeweils vor den Mahlzeiten 2 bis 3 Esslöffel Trinksaft pur oder verdünnt ein. (Näheres zum Thema Nahrungsergänzung erfahren Sie im Kapitel "Ein Schluck Wohlbefinden" auf Seite 43).

Topfit an den Start

Ob man einen Wettkampf gewinnt, ist immer auch eine Frage der Nerven. Was nützt das beste Training und ein gestählter Körper, wenn man in der Nacht vor dem großen Tag Durchfall bekommt und spürt, wie die Kräfte im wahrsten Sinne des Wortes den Bach hinunter gehen. Lampenfieber hat schon so manchen Sportler – ob aus dem Hobbyclub oder der Profiriege – um den wohlverdienten Sieg gebracht.

Aloe Vera hilft

Viele Sportler berichten, dass sie nach der Einnahme von Aloe-Vera-Saft innerlich ruhiger und gelassener an den Start gehen können. Er reguliert auf natürliche Weise die Funktionen von Magen und Darm, damit sie nicht so leicht aus der Bahn geraten. Auch die in dem Wüstengewächs enthaltene Aminosäure Tyrosin nimmt Einfluss auf unsere emotionale Verfassung. Steht sie dem Körper in ausreichender Menge zur Verfügung, haben Ängste und Missstimmungen, Stress und Depressionen weniger Chancen. An den Tagen vor dem Start ist also eine Nahrungsergänzung mit Aloe Vera doppelt zu empfehlen. So kann auch Ihnen die unscheinbare Lilie vielleicht helfen, doch noch den Sprung aufs Siegertreppchen zu schaffen.

Wer zum ersten Mal Aloe Vera nimmt, sollte dies allerdings nicht unmittelbar vor einem wichtigen Wettkampf tun. Es braucht ein wenig Zeit, bis sich der Körper an den Saft der Sukkulente gewöhnt und man ein Gefühl für die individuell richtige Menge entwickelt hat. So kann es in der Gewöhnungsphase gelegentlich zu leichtem Durchfall kommen - und das ist das Allerletzte, was man sich für den "großen Tag" wünschen würde!

Aloe Vera in der Schönheitspflege

Eines der wichtigsten Anwendungsgebiete der Wüstenlilie – wenn nicht überhaupt das aller wichtigste – ist die Hautpflege. Schon die berühmten Schönen des Altertums Nofretete und Cleopatra schworen auf die Wirkung des wohltuenden Gels mit den straffenden, tonisierenden und heilenden Eigenschaften. War dessen Verwendung früher allein den BewohnerInnen wärmerer Klimazonen vorbehalten, in denen die Pflanze weit verbreitet war und daher jederzeit frisch geerntet werden konnte, können wir uns heute dank moderner Verfahren zur Haltbarmachung auch hierzulande von Kopf bis Fuß damit pflegen.

Luxus aus dem Cremetopf?

Der Saft des unscheinbaren Dickblattgewächses steht in dem Ruf, die Haut zu verjüngen und Fältchen quasi auszuradieren. Da verwundert es kaum, dass auf vielen Cremetiegeln und Bodylotions, Haarshampoos und Kurpackungen, wie sie von industriellen Herstellern angeboten werden, der verheißungsvolle Aufdruck "mit Aloe Vera" prangt. Der Saft der Sukkulente ist zu einer echten Modesubstanz geworden. Doch Achtung! Seien Sie misstrauisch, und lassen Sie sich nicht von fetzigen Werbeslogans blenden! Oftmals steckt in solchen Produkten nur ein winziges Quäntchen des teuren Rohstoffs - einzig und allein damit man es später auf der Packung ausloben kann. Gleichzeitig enthalten solche Kosmetika zum Teil Erdölprodukte, die den Teint verkleben, statt ihn zu nähren, Konservierungsmittel, die Falten machen, statt sie zu glätten, oder Farbstoffe, die die Haut reizen, statt Reizungen zu lindern. Das heißt jedoch lange nicht, dass jede fertig gekaufte Creme uns zwangsläufig alt aussehen lässt. Es gibt hervorragende Kosmetika, in denen hochwertige Pflanzenöle und andere pflegende Natursubstanzen mit schonend gewonnenem Aloe-Vera-Gel kombiniert sind. Da auch die Hersteller von guter Naturkosmetik nicht ganz ohne Konservierungsmittel auskommen, setzen sie auf die stabilisierende Wirkung von Bio-Substanzen wie zum Beispiel Vitamin C und E und verzichten weitgehend auf synthetische Zusatzstoffe.

Es ist nicht alles Gold, was glänzt! In den oft aufwendigen Verpackungen industrieller Fertigkosmetik steckt meist nur 0,5 bis 3 Prozent Aloe Vera. In so winzigen Mengen aber kann die Wüstenlilie ihre Wirkung kaum entfalten. Viel Geld also für wenig Pflegekraft!

Vertrauenssache

Die Deklaration der Inhaltsstoffe von Kosmetika ist verbindlich vorgeschrieben, was sicherlich begrüßenswert ist. Doch selbst wenn die Zutaten deklariert sind, hilft das dem Konsumenten nicht immer weiter. Da einheitliche Richtlinien fehlen, nutzen einige Hersteller nämlich die Gelegenheit, synthetische Stoffe durch Phantasiebezeichnungen zumindest dem Klang nach dem Reich der Natur näherzurücken. Man muss also schon ein Profi im Lesen von Produktinformationen sein, um sich im Dschungel der Formulierungen zurechtzufinden. So ist auch und gerade der Kauf von Präparaten zur Schönheitspflege Vertrauenssache. Wollen Sie auf Nummer sicher zu gehen, empfiehlt es sich, auch bei Kosmetika auf das Qualitätssiegel des International Aloe Science Council (IASC) zu achten. Nähere Informationen hierzu finden Sie auf Seite 51. Um Ihnen die Auswahl zu erleichtern, finden Sie im Bezugsquellenverzeichnis die Anschriften verschiedener seriöser Hersteller von Gesichts- und Körperpflegeprodukten.

Auch die Natur hat ihre Tücken

Der landläufigen Meinung zufolge ist alles, was rein pflanzlich ist, gleichzeitig auch gesund und nebenwirkungsfrei. Dabei wird oft übersehen, dass auch im Pflanzenreich das Prinzip des "friss oder stirb" gilt, und es dort beileibe nicht immer nur mit friedlichen Mitteln zugeht. Um Überleben zu können, müssen sich Pflanzen schützen. Sie tun es mit allerhand Düften, Farben und Sekreten, die eine gehörige Portion Reizstoffe oder gar Gifte enthalten können. Bei der Aloe steckt diese Verteidigungswaffe in der Faserschicht unter der Blattrinde. Der gelbliche Saft birgt Bitterstoffe wie Aloin und Aloin Emodin, die Haut und Schleimhäute reizen können. So gibt es, wie schon im Kapitel über die Nahrungsergänzung erläutert, zwei Möglichkeiten, die Wüstenpflanze für die Kosmetik nutzbar zu machen: Entweder die Blätter werden von Hand filetiert, sodass es gar nicht erst zu einer Verunreinigung des Gels mit dem gelben Saft kommt, oder es wird ein Ganzblattextrakt gewonnen, aus dem das Aloin und andere Bitterstoffe mit Hilfe von modernen Filtrierungstechniken eliminiert werden.

Auf die tägliche Pflege kommt es an

Die hautpflegenden und heilenden Eigenschaften der Aloe Vera sind heute allseits anerkannt. Dennoch darf man nicht erwarten, dass ein paar Tropfen ihres Saftes von heute auf morgen Wunder vollbringen. Auch mit dem allerbesten Pflegeprodukt lässt sich nicht über Nacht ungeschehen machen, was jahrelange Belastung und Stress der Haut angetan haben. Damit sich Erfolge einstellen können, bedarf es der täglichen Anwendung über längere Zeit hinweg. So wie der Körper auf regelmäßige Pflege und Ernährung angewiesen ist, wollen auch die Poren der Haut ständig gereinigt und mit Nahrung versorgt sein. Ohne Geduld läuft also auch hier so gut wie nichts!

Gründe für Hautprobleme gibt es viele. Falsche Ernährung, Rauchen und Alkoholgenuss kann ebenso eine Rolle spielen wie mangelnde Pflege, zu fette Cremes oder Schwankungen im Hormonsystem. Sonnenbäder lassen die Haut vorzeitig altern, und Stress lässt sie fahl erscheinen. Die heilenden, regenerierenden Inhaltsstoffe der Aloe Vera dringen tief in die Haut ein und helfen, Hautschäden zu reparieren.

Die Haut - unser größtes Organ

Dass die Haut mehr als eine schöne Hülle ist, zeigt sich am deutlichsten bei schweren Verbrennungen: Ohne sie können wir schlichtweg nicht leben. Sie ist nicht nur ein hochsensibles, großflächiges Tastinstrument, sondern steht gleichzeitig als Ausscheidungsorgan in einer Reihe mit Nieren, Darm und Lunge. Fällt eines davon aus oder stehen vermehrt Stoffwechselschlacken oder Gifte zur Ausscheidung an, so steigert sie automatisch ihr Arbeitspensum. Vor diesem Hintergrund wird deutlich, wie wichtig eine Unterstützung der Hautfunktion ist. Das Schlimmste, was man ihr antun kann, ist, ihre Pforten zu blockieren, wie dies zum Beispiel mit Antitranspirants oder allzu fetten Cremes geschieht. Die Aloe Vera hingegen unterstützt die Ableitung von Schweiß und befreit die Poren von abgestorbenen Hautzellen. Damit leistet sie einen wichtigen Beitrag zur Gesunderhaltung unseres größten Organs.

> Die Aloe Vera hat eine besondere Penetrationsfähigkeit, d.h. ihre Inhaltsstoffe dringen tiefer als andere in die Haut ein und entfalten dort ihre regenerierende Wirkung auf die Zellen. Dabei werden Hautschäden nicht nur optisch kaschiert, sondern tatsächlich bis zu einem gewissen Maß repariert. Deswegen spricht man hier vom sogenannten "Repair-Effekt".

So wirkt das Wüstenwunder

- Enzyme sorgen dafür, dass abgestorbene Hautzellen schneller abtransportiert werden. Das lässt den Teint frischer erscheinen und sorgt für offene, reine Poren.
- Auch Stoffwechselschlacken und Schweiß werden rascher abgeleitet; das macht Aloe-Vera-Gel nebenbei auch zu einem guten Deodorant.
- Eine der wichtigsten Eigenschaften der Aloe Vera im Hinblick auf ihre kosmetische Wirkung ist sicherlich ihre Fähigkeit, das Zellwachstum zu stimulieren und die Haut damit von innen heraus zu erneuern.
- Aloe Vera kann Feuchtigkeit binden. Als Wüstenpflanze liegt gerade hierin eine ihrer Stärken, und es scheint ihr zu gelingen, diese Fähigkeit auch in der menschlichen Haut zu entfalten. Wie und warum dies geschieht, ist bislang noch nicht eingehend erforscht. Dank der gleichzeitigen adstringierenden Wirkung hält das Gel die Haut elastisch und straff.
- Der pH-Wert des Aloe-Vera-Gels entspricht in etwa dem der Haut. Damit stabilisiert es den natürlichen Säureschutzmantel.
- Die in der Aloe enthaltenen Nährstoffe dringen außerordentlich tief in die Haut ein und entfalten dort ihre regenerierende, pflegende Wirkung. Doch Achtung! Bakterien und Schmutzteilchen könnten den Extrakt der Wüstenlilie leicht als Vehikel nutzen und sich auf diesem Weg als ungebetene Gäste einschleusen. Darum muss die Haut vor dem Auftragen von Aloe-Vera-Produkten unbedingt gründlich gereinigt werden.

Naturkosmetik selbstgemacht

Dass sich selbstgerührte Kosmetik wachsender Beliebtheit erfreut, ist sicher nicht zuletzt auf das zunehmend kritische Käuferverhalten zurückzuführen. Immer mehr Menschen möchten einfach wissen, was in einem Präparat drin ist, bevor sie es an ihren Körper heranlassen. Und das lässt sich nun einmal am ehesten erreichen, wenn die Zutaten am heimischen Herd gemischt werden. Außerdem macht das Selberrühren Spaß. Beim Umgang mit Fläschchen, Tiegeln und Töpfen fühlt Frau (oder Mann) sich fast wie ein Alchimist vergangener Tage.

Für Gelegenheits-Do-It-YourselferInnen empfehlen sich fertige Sets, in denen alle benötigten Zutaten in der richtigen Menge zusammengestellt sind. Da bleiben keine Reste übrig, die sonst doch nur im Regal vergammeln würden. (Siehe Bezugsquellen am Ende dieses Buches).

Den kosmetischen Rohstoff "Aloe Vera" gibt es in vier Formen:

- Aloe-Vera-Gel ist nichts anderes als reiner, von Aloin und anderen reizenden Bitterstoffen befreiter Aloe-Vera-Saft. Lassen Sie sich nicht von den Begriffen verwirren! Nur wenn ein sogenannter Gelbildner zugesetzt ist, nimmt das Gel eine gallertartige Konsistenz an. Das ist in vielen Fällen praktisch, weil dadurch die Haftung des Produkts auf der Haut verbessert wird. Im Rohstoff für selbstgerührte Kosmetika ist Gelbildner hingegen eher störend (Packungsaufschrift lesen!)
- Aloe-Vera-Konzentrat ist konzentrierter Saft, von dem eine entsprechend geringere Menge zugesetzt werden muss. Handelsüblich ist eine Konzentration von 10:1.
- Aloe-Vera-Pulver, dem das Wasser durch Gefrier- oder Sprühtrocknung völlig entzogen wurde. Übliche Konzentrationen sind hier 100:1 oder 200:1.
- Aloe-Vera-Öl ist ein Mazerat aus dem frischem Blattmark in einem Basisöl, z.B. Jojoba oder Süssmandel. Sie können es entweder fertig kaufen oder selbst herstellen (Rezept siehe unter "Öl-Auszug" auf Seite 87 in diesem Kapitel)

Jedem das Seine

Jeder Mensch ist anders, und zudem ändert er sich ständig – eine Tatsache, die nicht nur in unterschiedlichen Hauttypen (fett, trocken, empfindlich ...), sondern auch in einem ständig wechselnden Hautbild zum Ausdruck kommt. Stress und Sorgen, falsche Ernährung und chronischer Schlafmangel hinterlassen ebenso ihre Spuren in unserem Gesicht wie Smog und trockene Heizungsluft. Jede(r) reagiert anders, und so kann es ***die*** richtige Pflege für jeden nun einmal nicht geben. Verlassen Sie sich auf Ihr eigenes Empfinden und nehmen Sie von Zeit zu Zeit einen Hautcheck vor. Seien Sie bei der Bewertung Ihres Hautbildes flexibel. Nur, weil Sie einmal zu fetter oder trockener Haut geneigt haben, muss das nicht immer so sein. Vielleicht braucht Ihre Haut im Sommer weniger Fett und dafür mehr Feuchtigkeit als im Winter. Vielleicht hat sie auch im stressigen Berufsalltag andere Bedürfnisse als in den Ferien...

Die drei Schritte der täglichen Hautpflege:

- reinigen
- tonisieren
- nähren

REINIGEN

Eine gute Hautpflege fängt immer mit der gründlichen Reinigung an. Schweiß, Talg und abgestorbene Hautzellen müssen täglich entfernt werden, damit die Poren nicht verstopfen, was lästige Mitesser und Pickel auf den Plan rufen könnte. Gleichzeitig wird bei der Reinigung die Durchblutung angeregt und die Haut aufnahmefähig für Nährstoffe gemacht. Die Aloe Vera hat zwar hervorragende pflegende Eigenschaften, ihre Anwendung in der Reinigungsphase ist jedoch aus zweierlei Gründen nicht anzuraten:

- Zum einen ist es reine Verschwendung, den kostbaren Stoff auf das Gesicht aufzutragen, nur um ihn sofort wieder abzuwaschen!

- Zum anderen würde die Aloe Vera, wie wir gesehen haben, bei ausreichender Einwirkzeit tief in die Haut eindringen und könnte dabei Keime mit einschleusen. Sie sollte also immer erst **nach der Reinigung** aufgetragen werden.

Zur Tiefenreinigung können Sie sich einmal wöchentlich ein Meersalz-Peeling gönnen. Dazu den Teint mit Wasser benetzen, mit angefeuchteten Fingerspitzen etwas feinkörniges Meersalz aufnehmen und sanft in die Haut einmassieren. Anschließend mit warmem Wasser abnehmen.

Welches Präparat Sie zur Reinigung verwenden, hängt ganz von Ihrer individuellen Verträglichkeit ab. Manche kommen hervorragend mit einer milden Seife und reichlich warmem Wasser zurecht, bei anderen trocknet dies die Haut völlig aus. Sie benutzen besser eine auf ihren Hauttyp abgestimmte Reinigungsmilch oder Waschlotion. Am besten, Sie probieren einfach aus, was für Sie das Richtige ist. Um das natürliche Hautmilieu nicht permanent zu stören, empfiehlt es sich jedoch generell, morgens nur lauwarmes Wasser zu verwenden und erst abends gründlich zu reinigen, um Staub und Schweiß zu entfernen.

In der Kosmetikbranche wird zwischen sogenannten "stay-on" und "rinse-off"-Produkten unterschieden. Erstere verbleiben auf der Haut (zum Beispiel Gesichtswasser oder Creme), während letztere abgewaschen werden (zum Beispiel Haarshampoo oder Reinigungsmilch). Die Aloe Vera kann ihre pflegende Wirkung nur entfalten, wenn sie in die Haut einziehen kann. In Produkten, die gleich wieder abgespült werden, ist sie unwirksam und wohl nur wegen des werbewirksamen Namens enthalten.

TONISIEREN

In dieser Pflegephase kommt die Wirkung der Wüstenlilie voll zum Tragen, denn die frisch gereinigte Haut ist besonders aufnahmefähig. Sie können den Saft entweder pur auftragen (das geht besonders gut, wenn sie ihn in einen kleinen Zerstäuberflakon einfüllen und einfach aufsprühen), oder aber ein Gesichtswasser herstellen:

Einen Kräuteraufguss für Ihr persönliches Gesichtswasser können Sie ganz leicht selbst zubereiten. Sie geben dazu 1-2 TL Kräuter oder Blüten (z.B. Rosenblütenblätter, Kamillenblüten, Rosmarin) in ein Schraubglas, übergießen sie mit kochendem Wasser, lassen sie über Nacht ziehen und seihen sie durch einen Kaffeefilter ab.

Basisrezept für ein Gesichtswasser

40 ml Blütenwasser oder Kräuteraufguss nach Hauttyp
40 ml Aloe-Vera-Saft
20 ml 96-prozentiger Weingeist (außer bei trockener, empfindlicher Haut)
2 Tropfen ätherisches Öl nach Hauttyp

Herstellung: Die Zutaten in eine saubere Flasche füllen und gut verschütteln.

Blütenwasser, auch Hydrolat genannt, entsteht als Nebenprodukt bei der Destillation ätherischer Öle. Sie bekommen es im einschlägigen Versandhandel (siehe Bezugsquellen) oder überall dort, wo es Aromaöle gibt.

Hauttyp	Blütenwasser/Kräuteraufguß	ätherisches Öl
normal	Rosenblüten	Geranie,Rose, Bergamotte
trocken	Lindenblüten, Kamillenblüten, Rosenblüten, Hagebutte	Neroli, Geranie, Rose
fett	Rosmarin, Orangenblüten	Teebaum, Zitrone, Bergamotte
unrein	Salbei, Hamamelis	Teebaum, Lavendel
empfindlich	Kamillenblüten	römische Kamille
anspruchsvoll	Lindenblüten, Kamillenblüten, Rosenblüten, Hagebutte	Rose, Weihrauch, Neroli, Myrrhe, Karottensamen

NÄHREN

Nachdem die Haut gründlich gereinigt und tonisiert ist, folgt die nährende Pflegephase. Morgens empfiehlt sich für alle Hauttypen eine leichte Creme auf der Basis eines schnell einziehenden Öls wie Süssmandel oder Aprikosenkern. Auch Jojoba ist für jeden Hauttyp geeignet. Abends darf die Creme etwas schwerer sein. Welches Öl speziell für Ihre Bedürfnisse das beste ist, entnehmen Sie der nachstehenden Tabelle.

Hauttyp	**Pflanzliches Öl**
normal	Süssmandel, Haselnuss, Macadamianuss
trocken	Jojoba, Avocado, Haselnuss, Olive
fett	Traubenkern, Aprikosenkern, Pfirsichkern, Distel
unrein	Traubenkern, Aprikosenkern, Pfirsichkern, Boretsch, Sonnenblumen
empfindlich	Jojoba, Kamelien
anspruchsvoll	Avocado, Sesam, Jojoba, Kürbiskern, Nachtkerzen (in 10-20prozentiger Mischung mit anderen Ölen), Hagebuttenkern (ebenfalls als Zusatz zu anderen Ölen)

Die zwei "Phasen"

Fast könnte man sagen, bei der Herstellung von Kosmetika ginge es darum, ein Gesetz der Natur auf den Kopf zu stellen, gilt es doch, Fett und Wasser, die sich im Normalfall abstoßen wie gleiche Magnetpole, so zu verbinden, dass ein Präparat von mehr oder weniger sahniger Konsistenz entsteht. Hierzu werden die sogenannte Fett- und Wasserphase getrennt erhitzt und nach und nach unter ständigem Rühren gemischt, bis das "Wunder" vollbracht ist und die fertige Creme vor uns steht.

Anleitung zur Cremeherstellung:

- Die Fettphase abwiegen und in ein hohes, hitzefestes Rührgefäß aus Glas füllen. Im Wasserbad so lange erhitzen, bis die Zutaten zu einer klaren Flüssigkeit geschmolzen sind (ca. 70°C). Dann das Gefäß aus dem Wasserbad nehmen.
- Die Wasserphase ebenfalls auf etwa 70°C erhitzen. Mit dem Handrührgerät auf Stufe 3 löffelweise in die Fettphase einrühren. So lange weiterrühren, bis die Creme oder Lotion handwarm ist.
- Wirkstoffzusätze wie Aloe-Vera-Konzentrat, Vitamin E oder ätherische Öle werden erst jetzt zugesetzt.
- Sauberkeit ist bei der Cremeherstellung oberstes Gebot! Wischen Sie alle Geräte vor dem Gebrauch mit Alkohol aus. Verwenden Sie nur Geräte oder Schüsseln aus Glas, Keramik oder Edelstahl. Entnehmen Sie die fertige Creme mit sauberen Händen oder einem Spatel aus dem Tiegel.

Basisrezept I für eine Creme:

Fettphase: 4 g Bienenwachs, 6 g Kakaobutter, 25 g Pflanzenöl je nach Hauttyp
Wasserphase: 20 g stilles Mineralwasser
Wirkstoffe: 5 g Aloe-Vera-Konzentrat 10:1 oder 1 Msp. Aloe-Vera-Pulver 200:1, 2 Tropfen ätherisches Öl je nach Hauttyp

Herstellung: Siehe Info-Kasten

Basisrezept II für eine Creme:

Fettphase: 5 g Tegomuls (lebensmitteltauglicher Emulgator), 30 ml Pflanzenöl je nach Hauttyp
Wasserphase: 25 g stilles Mineralwasser
Wirkstoffe: 5 g Aloe-Vera-Konzentrat 10:1 oder 1 Msp. Aloe-Vera-Pulver 200:1, 2 Tropfen ätherisches Öl je nach Hauttyp

Herstellung: Siehe Info-Kasten

Basisrezept III für eine Creme:

Fettphase: 5 g Lamécreme (lebensmitteltauglicher Emulgator), 40 g Pflanzenöl je nach Hauttyp
Wasserphase: 50 g stilles Mineralwasser
Wirkstoffe: 5 g Aloe-Vera-Konzentrat 10:1 oder 1 Msp. Aloe-Vera-Pulver 200:1, 2 Tropfen ätherisches Öl je nach Hauttyp

Herstellung: Siehe Info-Kasten

Die Menge macht's

Aloe Vera ist in Kosmetika erst ab einem Gehalt von ca. 30 Prozent wirksam. Um diesen Anteil zu erreichen, können Sie beim Selberrühren die Wasserphase komplett durch Aloe-Vera-Trinksaft ersetzen. Nachteil: Beim Erhitzen werden bestimmte Inhaltsstoffe – so auch die Enzyme – zerstört. Aus diesem Grund enthalten die oben beschriebenen Rezepte Aloe-Vera-Konzentrat (flüssig oder in Pulverform), das in die abgekühlte Creme eingerührt wird. Wer Konzentrate nicht mag, für den ist die nachfolgende Rezeptur genau das Richtige, denn hier kann der Aloe-Vera-Saft kalt zugesetzt werden. Das ganze ist zwar etwas komplizierter in der Ausführung, doch die Mühe lohnt sich, denn die Creme ist nicht nur von der Zusammensetzung her optimal, sondern zudem auch wunderbar geschmeidig. Die Zutaten gibt's nicht nur einzeln im Kosmetikrohstoffhandel, sondern auch fertig zusammengestellt (siehe Bezugsquellen), sodass keine Reste übrig bleiben:

Warmgerührte Aloe-Vera-Creme mit Avocadoöl

Fettphase: 80 g Avocadoöl, 7,6 g Bienenwachs, 7,6 g Wollwachs-alkohol
Wasserphase: 100 Gramm reiner Aloe-Vera-Saft

Herstellung: Bienenwachs, Wollwachsalkohol und Avocado-Öl gemeinsam im Wasserbad erwärmen, bis eine klare, durchsichtige Schmelzflüssigkeit entsteht. Dann die Schüssel aus dem Wasserbad nehmen und so lange rühren, bis die Flüssigkeit milchig wird und sich die Masse mitsamt der Rührschüssel auf gute Handwärme abgekühlt hat. Nun den Aloe-Vera-Saft portionsweise zusetzen und sofort verrühren, bis eine cremige Emulsion entsteht. Das geht am besten mit einem Elektro-Rührgerät. Damit die Creme schön sahnig und geschmeidig wird, empfiehlt es sich, die Masse über Nacht gut abgedeckt in der Rührschüssel stehen zu lassen, sie am nächsten Tag noch einmal gründlich durchzurühren und sie erst dann in Cremetiegel zu füllen.

Extrapflege zum Verwöhnen

So wie der ganze Mensch ab und zu Urlaub braucht, verlangt auch die Haut von Zeit zu Zeit nach Pause und besonderer Zuwendung. Eine Aloe-Vera-Maske oder –Packung ist hier genau das Richtige. Einmal pro Woche oder vor "großen Auftritten" aufgetragen, bringt sie den Teint zum Strahlen.

Aloe-Vera-Packungen lassen sich mit den verschiedensten Zutaten herstellen, die mit Flüssigkeit angerührt werden können: Quark, Weizen- oder Hafermehl, fein gemahlene Mandeln, Mandelkleie (mit oder ohne Seesand), Heilerde und so weiter. Ein Eigelb oder ein Schuss Sahne machen den Brei sämiger und schenken der Haut eine Extraportion Nährstoffe.

Antistress-Packung auf Quarkbasis

3 El Quark mit
3 EL Aloe-Vera-Saft glatt rühren
Eine Handvoll frische, fein gehackte Petersilie untermischen, auf die gereinigte Haut auftragen und 30 Minuten einwirken lassen.

Tiefenreinigung auf Weizenmehlbasis

3 EL ungebleichtes, grobes Weizenmehl mit etwa
3 EL Aloe-Vera-Trinksaft und
1 EL angewärmtem Honig zu einem glatten Brei verrühren, auf die gereinigte Haut auftragen und nach 15 Minuten abwaschen.

Aloe-Vera-Frischgelmaske

Drei etwa 3 cm breite Aloe-Vera-Blattstücke abschneiden, die dornigen Ränder abtrennen, quer halbieren, mit der Gelseite nach unten auf Wangen, Stirn, Kinn und Nasenflügel auflegen und mit einer feuchtwarmen Mullkompresse fixieren. 15 Minuten einwirken lassen.

> Genehmigen Sie während die Maske oder Packung einwirkt auch sich selbst Auszeit! Legen Sie sich hin und hören Sie Musik, oder entspannen Sie sich in der Badewanne.

Erfrischendes Gel

Wer keine Zeit oder Lust zum Rühren von Cremes und Lotionen hat und nicht auf eine Aloe-Vera-Pflegeserie umsteigen möchte, kann dennoch von der pflegenden Wirkung der Sukkulente profitieren. Tragen Sie einfach morgens und abends auf das gereinigte Gesicht bis hinunter zum Décolleté etwas Gel auf. Hierzu gibt es zwei Möglichkeiten:

- Entweder Sie verwenden ein gutes Präparat mit Gelbildner, dessen Aloe-Vera-Gehalt möglichst über 95 Prozent liegen sollte. Es lässt sich gut auf der Haut verteilen und zieht rasch ein.
- Oder Sie benutzen das reine, flüssige Aloe-Vera-Gel. Es läßt sich gut mit einem Wattebausch auftragen. Noch besser: Sie füllen es in einen kleinen Zerstäuberflakon und sprühen es auf. Sobald das Gel eingezogen ist, können Sie sich wie gewohnt eincremen.

> Aloe-Vera-Gel ist kein Ersatz für Creme. Es enthält zwar viele pflegende Inhaltsstoffe, doch es fehlen ihm die lipophilen Bestandteile. Tragen Sie also immer zusätzlich ein nährendes Präparat auf Pflanzenölbasis auf.

Hinweis für Allergiker

Etwa ein Prozent aller Menschen reagieren überempfindlich auf Inhaltsstoffe der Aloe Vera. Das ist eine relativ geringe Zahl im Vergleich zu anderen Substanzen. Wer zu Allergien neigt, sollte vor einer Anwendung dennoch einen Verträglichkeitstest machen. Dazu tragen Sie in der Armbeuge etwas Gel auf. Sollte sich nach einer Stunde keine Reizung zeigen, können Sie es unbesorgt verwenden.

Wenn Sie es nicht vertragen, versuchen Sie ruhig noch einmal ein anderes Präparat, denn manchmal sind nicht die Inhaltsstoffe der Aloe vera, sondern das verwendete Konservierungsmittel Grund für die allergische Reaktion.

Schönheit von innen und von außen

Neben einer regelmäßigen Pflege kann auch eine Nahrungsergänzung mit Aloe-Vera-Trinksaft zu einem gesunden Hautbild beitragen. Sie unterstützt den natürlichen Reinigungs- und Entgiftungsprozess über den Darm, sodass weniger Schlacken auf dem Umweg über die Haut ausgeschieden werden müssen. Gleichzeitig fördert der Saft die Zellerneuerung von innen heraus. Die kurmäßige Anwendung im Frühling und im Herbst hat sich hier als besonders günstig erwiesen. Hierzu nehmen Sie über jeweils drei Monate hinweg – also von März bis Mai und von September bis November – als Ergänzung zu einer möglichst vollwertigen Ernährung zweimal täglich jeweils vor den Mahlzeiten ein bis zwei Esslöffel Aloe-Vera-Trinksaft pur oder in Flüssigkeit verdünnt zu sich. Mehr hierzu finden Sie im Kapitel "Ein Schluck Wohlbefinden" auf Seite 43.

Wohltat für den ganzen Körper

Was fürs Gesicht gut ist, bringt auch dem Körper Segen. Hören Sie also mit der Aloe-Vera-Pflege nicht an der Halslinie auf! Pur oder in einer Körperlotion eingearbeitet, glättet das Gel die Haut, lässt kleinere Verletzungen (auch Mückenstiche!) besser heilen und macht schuppige, raue Stellen zarter. Hautprobleme wie Ekzemneigung oder Unreinheiten werden gelindert oder ganz zum Verschwinden gebracht. Hierzu braucht es jedoch ein wenig Geduld. Über Nacht kann auch die Wüstenlilie nichts Großartiges bewirken!

Körperlotion mit Aloe Vera

50 ml Aloe-Öl-Auszug (fertig gekauft oder selbst zubereitet, Rezept siehe Seite 87)
25 ml schnell einziehendes Pflanzenöl (z.B. Kürbiskern, Traubenkern, Süssmandel)
10 ml Weizenkeimöl (verbessert dank des hohen Vitamin-E-Gehalts die Haltbarkeit)
15 ml Tween 80 (Emulgator)
5 Tropfen Teebaumöl (wenn Sie den Geruch mögen)
3 Tropfen Neroli- oder Geranienöl (oder ein anderes ätherisches Öl nach Hauttyp und Duftvorlieben)

Herstellung und Anwendung: Die Öle mit dem Tween 80 in eine Glasschale gießen und verrühren. Die ätherischen Öle untermischen. In eine Flasche füllen. Vor Gebrauch gut schütteln. Nach dem Duschen oder Baden in die noch feuchte Haut einmassieren.

Nie mehr Körpergeruch

Die Wüstenlilie pflegt nicht nur, sie ist zudem auch ein natürliches Deodorant. Im Gegensatz zu vielen anderen handelsüblichen Produkten unterdrückt sie nicht die normalen Ausscheidungsfunktionen der Haut, sondern fördert die Schweißableitung und sorgt mit ihrer leicht bakteriziden Wirkung dafür, daß sich erst gar kein unangenehmer Geruch bilden kann. Der entsteht nämlich erst, wenn der Schweiß durch Bakterien zersetzt wird.

> Wenn Sie extrem viel schwitzen, hat das unter Umständen eine tiefere Ursache. Überprüfen Sie Ihre Ess- und Lebensgewohnheiten. Eine zu fettreiche Ernährung kann ebenso schweißtreibend sein, wie Kaffee und schwarzer Tee. Auch Angst, Stress und hormonelle Umstellungen können Auslöser für eine vermehrte Transpiration sein.

Pflegetipps für Hände und Füße

Hände sind wie Visitenkarten. Man muss nicht einmal die Linien deuten können, um in ihnen zu lesen: Rau und rissig? Frondienst im Haushalt! Oder zerschunden? Gartenarbeit! Wer solch verräterische Zeichen vermeiden will, dem hilft die Sukkulente aus der Wüste. Eine Massage mit Aloe-Öl-Auszug tut strapazierten Händen gut. Reiben Sie auch das Nagelbett und die Nägel sorgfältig damit ein.

Und auch die Füße freuen sich über ein paar pflegende Streicheleinheiten! Aloe-Vera-Gel (mit oder ohne Gelbildner) kühlt und desinfiziert. Es lindert Schmerzen nach langem Stehen, gibt der Haut Feuchtigkeit und reguliert den Fußschweiß. Ein weiterer Vorteil: Bei regelmäßiger Pflege wird die Haut besser durchblutet und widerstandsfähiger gegen Fußpilz.

Auch wenn's Ihnen schwerfällt: Gewöhnen Sie sich an, beim Umgang mit Reinigungsmitteln Gummihandschuhe zu tragen! So wie pflegende Wirkstoffe in die Haut eindringen, bleiben auch die Inhaltsstoffe von Meister Proper & Co. nicht an der Oberfläche...

Gepflegtes Haar bis in die Spitzen

Glänzendes, gut sitzendes Haar ist ebenso ein Zeichen von körperlichem Wohlbefinden wie eine gesunde Haut. Durch stiefmütterliche Behandlung oder strapaziöse Prozeduren wie Färben und Dauerwellen, aber auch durch Sonnenbäder und Umweltgifte ist es bei vielen von uns leider mit der Pracht nicht allzu weit her. Ist ein Haar erst einmal in seiner Struktur geschädigt, lässt sich daran nur wenig ändern. Pflegeprodukte können sich allenfalls an der Oberfläche anlegen und es rein optisch glätten. Reparieren können Sie es nicht. Eine gute Pflege muss also immer an der Kopfhaut ansetzen. Damit das Haar schön kräftig wächst und widerstandsfähiger gegen die Beanspruchungen des Alltags wird, gönnen Sie ihm einmal wöchentlich eine Haarpackung.

Aloe-Vera-Haarpackung

½ Tasse kalt gepresstes Oliven- oder Sesamöl
1 Eigelb
3 EL frisches oder stabilisiertes Aloe-Vera-Gel

Herstellung und Anwendung: Die Zutaten gut verrühren (bei Verwendung von Frischblattgel dieses zuerst fein hacken) und auf die Kopfhaut auftragen. Mindestens 15 Minuten – wenn Sie Zeit haben auch über mehrere Stunden – einwirken lassen. Während der Einwirkzeit den Kopf in ein angewärmtes Handtuch hüllen. Anschließend die Haare mit einem milden Shampoo gut auswaschen.

Haarshampoo auf Aloe-Vera-Basis zu kaufen, ist wenig sinnvoll. Die Einwirkzeit ist einfach zu kurz, als dass sich die Wirkung entfalten könnte. Gönnen Sie sich lieber regelmäßig eine Haarpackung mit dem Gel des Dickblattgewächses.

Erste Hilfe bei Schuppen

Dunkler Pullover mit weißem Schnee? Nicht sehr attraktiv! Aloe Vera hilft auch hier. Massieren Sie den Saft täglich wie Haarwasser in die Kopfhaut ein. Das normalisiert deren Funktion, versorgt sie mit Feuchtigkeit und wirkt heilend. Zusätzlich zu dieser Basispflege können Sie regelmäßig folgende Packung machen:

Anti-Schuppen-Packung

½ TL Vitamin-E-Azetat
1 EL Bienenhonig
2 EL kaltgepreßtes Olivenöl
½ TL Lecitin
1 TL Aloe-Vera-Konzentrat 10:1 oder 1 Msp Aloe-Vera-Pulver 200:1

Herstellung und Anwendung: Die Zutaten außer der Aloe Vera mischen und im Wasserbad langsam erwärmen. Nach dem Abkühlen die Aloe Vera zugeben. Die Haare in Strähnen teilen, die Hälfte der Paste auftragen und gut einmassieren. Anschließend den Kopf in ein feuchtwarmes Handtuch wickeln. Nach dem Abkühlen den Rest der Paste auftragen, wieder feuchtwarm abdecken. Dann das Haar mit einem milden Shampoo auswaschen.

Nie wieder fettes Haar

Auch bei fettem Haar kann der Saft der Aloe helfen. Täglich in den Haarboden einmassiert, normalisiert er die Talgproduktion, sodass das Haar länger frisch und gepflegt aussieht. Dadurch müssen Sie es nicht so oft waschen, was sich noch einmal hemmend auf den Nachfettungsprozess auswirkt. Mit der Zeit wird so aus fettem Haar normales Haar – ohne großen Aufwand!

Aloe-Vera (mit Gelbildner) ist das etwas bessere Styling-Gel! Es lässt sich wie herkömmliches Gel verwenden und schenkt dem Haar eine Extraportion Gesundheit.

Sonnenschutz aus südlichen Breiten

Auf einer seiner Forschungsreisen traf der englische Botaniker M. Miller am Kap der Guten Hoffnung auf Eingeborene, die ihm durch ihre schöne, besonders glatte, reine Haut auffielen. Und aus irgendeinem Grund schien es keine alten Menschen in dem Stamm zu geben. Des Rätsels Lösung fand er bei der Beobachtung der Lebensgewohnheiten: Die Stammesbewohner wuschen sich mit dem frisch gepressten Saft einer heimischen Aloe-Art, der nicht nur eine reinigende und zusammenziehende Wirkung hatte, sondern auch vor den UV-Strahlen der Sonne schützte und so auf natürliche Weise der Faltenbildung entgegenwirkte. Miller nannte die Pflanze *Aloe saponaria*, die Seifen-Aloe. Dank moderner Herstellungs- und Stabilisierungsverfahren können wir heute auch hierzulande von diesem natürlichen Sonnenschutz profitieren. Am einfachsten geht das mit einem Aloe-Öl-Auszug.

Das in der Aloe enthaltene Barbaloin absorbiert Strahlen im ultravioletten Bereich und fungiert damit als biologischer Sonnenschutzfaktor. Damit wirkt es gleichzeitig einer durchs Sonnenlicht bedingten vorzeitigen Hautalterung entgegen.

Öl-Auszug

90 g kaltgepreßtes Pflanzenöl (z.B. Jojoba- oder Mandelöl)
10 g frisches Aloe-Vera-Blattgel
Nach Wunsch einige Tropfen ätherisches Öl (z.B. Rose oder Geranie)

Herstellung: Das Gel zerkleinern und mit dem Öl mischen. Im verschlossenen Glas 14 Tage lang lichtgeschützt aufbewahren. Ab und zu gut durchschütteln. Anschließend durch ein Mulltuch filtern und in eine dunkle Flasche füllen. Damit das Öl nicht ranzig wird, können Sie es mit etwas Vitamin-E-Acetat stabilisieren.

Anwendung: Der Öl-Auszug der Aloe Vera ist generell ein ausgezeichnetes Massage- und Hautpflegemittel. Er fungiert als Sonnenschutz und lindert bei Sonnenbrand Hautrötungen. Sie können das Öl auch als Rohstoff zur Herstellung eigener Kosmetika verwenden.

Der Schatten ist das Beste an der Sonne, so lautet ein altes spanisches Sprichwort. Und in der Tat: Wer sich an sonnigen Sommertagen im Schatten aufhält, fühlt sich rundum wohler. Und die Haut bekommt immer noch genug Strahlen ab, um gleichmäßig zu bräunen. Die pralle Sonne hingegen führt nur allzu leicht zu Verbrennungen und gilt zudem als eine der Hauptursachen für Hautkrebs.

Ein hervorragender Sonnenschutz ist auch die folgende Creme. Sie wird mit Erdnussöl gerührt, das ebenfalls eine Lichtschutzwirkung hat und sich so hervorragend mit der Aloe Vera ergänzt.

Aloe-Nussöl-Creme

Fettphase: 4 g Bienenwachs, 6 g Kakaobutter, 20 ml Erdnussöl, 5 ml Mandelöl
Wasserphase: 20 ml stilles Mineralwasser
Wirkstoffe: 5 ml Aloe-Vera-Konzentrat 10:1 oder 1 Msp. Aloe-Vera-Pulver 200:1, 2 Tropfen Neroliöl

Herstellung: Siehe Info-Kasten auf Seite 87.

Aloe als Räucherwerk

Neben dem naturheilkundlichen und kosmetischen Einsatz wurde die Aloe schon seit dem Altertum immer auch für magische und rituelle Räucherungen verwendet und ist damit eines der klassischen Räuchermittel schlechthin. Bei den Hebräern galt die Aloe als heilig, und im Johannesevangelium des Neuen Testaments wird davon berichtet, wie bei der Beisetzung Christi mit Aloe vermische Myrrhe an die Grabstätte gebracht wurde. Auch die urchristliche Gemeinde von Urfa in der heutigen Südtürkei stellte Räucherwerk aus Aloe her, um die Seelen zu reinigen. Dem Duft wurden außerdem schützende und heilende Wirkung auf den Körper zugeschrieben. Heute werden noch im gesamten Karibikraum Räuchermischungen mit Aloe in kultischen Ritualen verwendet.

Mit dem wiedererwachenden Interesse der Menschen an alten Traditionen erfreuen sich die wohltuenden Düfte auch hierzulande zunehmender Beliebtheit. Und das aus gutem Grund: Sie sind ein ausgezeichnetes Mittel gegen Stress und bringen uns geistige Klarheit – beides Eigenschaften, die gerade in unserer hektischen Zeit besonders wichtig sind.

Auf den Spuren der alten Ägypter

Die gummiartigen oder harzigen, dunkelbraunen Aloe-Würfelchen werden aus dem eingedickten Saft der fleischigen Blätter oder dem Sekret der eingeritzten Stengel gewonnen. Heute liefert dazu meist die südafrikanische Kap-Aloe den Rohstoff. Daneben werden Räuchermittel aus der Aloe Vera (*barbadensis Miller*), der *Aloe ferox* und vor allem auch der *Aloe perryi* gewonnen, die auf der Insel Sokotra im Indischen Ozean beheimatet ist und die einen besonders angenehmen Duft entfaltet. Von hier sollen schon die alten Ägypter ihre Aloe bezogen haben. Damals galten edle Räucherharze noch neben Gold und Edelsteinen als die wertvollsten Handelsgüter überhaupt.

Balsam für die Seele

Beim Schmelzen auf der glühenden Räucherkohle bildet das Harz dicke Blasen, die sich nach und nach öffnen und kleine Rauchwölkchen ausstoßen.

Dabei entfaltet sich ein schwerer, warmer Duft, der je nach Sorte mal an frische Pflanzensäfte, mal an Pflaumen oder schwarze Johannisbeeren erinnert. Manchmal kann er aber auch recht beißend sein. Aus diesem Grund empfiehlt es sich, die Aloe nicht für sich allein zu verwenden. Mit anderen Harzen gemischt, gibt sie dem Duft eine angenehme, warme Grundnote. In solchen Mischungen wirkt die Aloe entspannend, beruhigend und von innen heraus wärmend – sie ist also auch hier ein echter Balsam für die Seele.

Räuchermischung aus dem Heiligen Land

3 Teile Weihrauch
1 Teil Myrrhe
1 Teil Benzoe
1 Teil Mastix
½ Teil Aloe
½ Teil Zimtrinde oder Zimtblüte

Die Harze im Mörser zerstoßen, die Zimtrinde oder -blüte separat zerstampfen und dann den Harzen zufügen. Besonders schön sieht das Ganze aus, wenn Sie eine kleine Menge Goldweihrauch (das sind mit Goldbronze beschichtete Weihrauchkörner) hinzufügen.

Diese Räuchermischung revitalisiert und verleiht neue seelische Kraft in Situationen, in denen wir uns überfordert oder energetisch ausgelaugt fühlen.

> In einem Zellophantütchen verpackt, ist eine Räuchermischung mit Aloe eine originelle Geschenkidee für alle Stressgeplagten.

Montagsweihrauch

4 Teile weißes Sandelholz
2 Teile Kampher
2 Teile Gurkensamen
2 Teile getrocknete Beifußstengel
1 Teil Aloe

Die Gurkensamen und die Beifußstengel im Mörser fein zerstoßen, mit den übrigen Zutaten mischen. Dieses Rezept ist gleichzeitig auch ein Geschenk an den Mond und stammt aus einer Sammlung von Paracelsus, die für jeden Wochentag eine eigene Komposition enthält. Am Vorabend – also sonntags – geräuchert, stimmt diese Mischung sanft auf die bevorstehende Arbeitswoche ein. Solchermaßen vorbereitet, fällt das frühe Aufstehen nur noch halb so schwer und das Montagstief bleibt aus.

Auf gute Nachbarschaft

Harzhaltige Räuchermischungen mit Aloe Vera entfalten einen intensiven, langanhaltenden Duft. Daher empfiehlt es sich, beim Räuchern in Innenräumen immer ein Fenster geöffnet zu lassen. Dann bleibt nach dem Ritual ein feiner, angenehmer Duft zurück. Wenn Sie – zum Beispiel bei einem Fest zur Sonnenwende oder zum Vollmond – eine Harzräucherung im Freien durchführen möchten, sollten Sie dies unbedingt vorher mit den Nachbarn absprechen. Ein Windhauch genügt, um den geistig klärenden Geruch in fremde Wohnzimmer zu tragen ...

Das Aloe-Harz ist unter der Bezeichnung "Aloe conc." (d.h. geschnitten) in Apotheken erhältlich. Wo Sie die anderen angegebenen Zutaten bekommen, erfahren Sie in den Bezugsquellen am Ende dieses Buches.

Für esoterisch Interessierte: Die Aloe wird als Räucherstoff dem Feuerelement, dem Planeten Merkur und den ägyptischen Göttern Isis und Osiris zugeordnet.

Ein kleiner Unterschied

Neben dem dunkelbraunen harzigen Räucherstoff der echten Wüstenlilie ist ebenfalls unter dem Name Aloe oder Aloeholz (manchmal auch Paradies- oder Adlerholz, Agaro oder Aguru) ein anderes Räuchermittel auf dem Markt, das aus dem in Indonesien, Assam und Kambodscha beheimateten Adlerbaum gewonnen wird. Es handelt sich hier um ein Seidelbastgewächs – mit der echten Aloe ist er also nicht einmal entfernt verwandt.

In der Bibel ist verschiedentlich von Aloe die Rede. Doch dabei handelt es sich bis auf wenige Ausnahmen nicht um die echte Aloe, sondern um das Holz des Adlerbaums, das die Araber schon im Altertum in den gesamten mittleren Orient exportierten.

Seinen köstlichen Wohlgeruch verdankt das Aloeholz einer Pilzkrankheit, die stark verharzte Stellen im Stamm zurücklässt. Nach dem Vermodern des gefällten Baums bleiben diese als schwarze, schwarz-gelb gestreifte oder gelbe Klumpen übrig. Dank seines edlen Duftes und der psychoaktiven Wirkung ist dieses Harz auch heute noch eines der kostbarsten Räuchermittel überhaupt. Besonders in Japan, aber auch in der tibetischen Medizin, sind Räucherstäbchen mit einem Zusatz von pulverisiertem Aloeholz beliebt. Für Räucher-Fans unbedingt zu empfehlen! Wo Sie es bekommen, erfahren Sie in den Bezugsquellen am Ende dieses Buches.

Aloe Vera für Tiere

Sanfte Heilweisen sind heute gefragter denn je, und was gut für uns Menschen ist, hilft häufig auch den Tieren. So sind in der Behandlung unserer vierbeinigen Hausgenossen in den letzten Jahren alternative Therapiemethoden zu Ehren gekommen, die lange Zeit vergessen waren oder verteufelt wurden. Homöopathie, Phytotherapie und Akupunktur (die dank neuester Lasertechnik ohne Nadeln auskommt und damit auch bei Tieren problemlos praktiziert werden kann) gewinnen in der Tierbehandlung zunehmend an Bedeutung. Da erscheint es nur natürlich, dass die Aloe auch von Tierfreunden mehr und mehr geschätzt wird.

> Tiere sprechen in den allermeisten Fällen gut auf eine Behandlung mit Aloe Vera an. Ein Beweis mehr, dass die Pflanze heilt, denn bei Vierbeinern ist der Placeboeffekt auszuschließen.

Behandlung von Haustieren

Wie oft kommt es vor, dass unseren vierbeinigen (oder auch zweibeinigen gefiederten) Lieblingen etwas fehlt – meist sind es Bagatellbeschwerden. Wollte man jedes Mal zum Tierarzt gehen, wäre das teuer und für das Tier zudem auch ziemlich stressig. Mit natürlichen Mitteln selbst zu behandeln, ist da eine gute Lösung. Als Allround-Heilpflanze kommt der Aloe hier eine besondere Bedeutung zu. Besonders bei Haut- und Fellproblemen und bei Verdauungsstörungen lassen sich mit dem Mark des frischen Blattes und auch mit stabilisiertem Gel oder Trinksaft gute Erfolge erzielen.

> Für Katzen-, Hunde- und Pferdehalter ist es ganz besonders empfehlenswert, eine Aloe-Vera-Kübelpflanze zum Erste-Hilfe-Einsatz zu halten. Nicht nur die Tiere selbst verletzen sich häufig, sondern auch Frauchen und Herrchen können schnell eine Schramme abbekommen. In beiden Fällen: Ein Stück Aloe-Vera-Blatt quer halbieren und die Hälften direkt auf die Verletzung legen. Das lindert den Schmerz und beschleunigt den Heilungsprozess.

Aloe Vera in der Eingewöhnungsphase

Wenn Sie ein Tier neu bei sich aufnehmen, ist für die ersten zwei bis drei Wochen immer eine Aloe-Vera-Kur angezeigt, bei der Sie zweimal täglich etwas Trinksaft ins Futter mischen. Es kommt immer wieder vor, dass so ein neuer Hausgenosse an einer unerkannten Infektion leidet. Bringen Sie mit Aloe Vera sein Immunsystem auf Trab, wird er mit solchen Keimen besser und schneller fertig.

Aloe Vera - Heilmittel bei Katzenleukämie?

Aus aus Aloe Vera isolierte Acemannan wird in den USA schon seit längerem mit gewissem Erfolg in der Behandlung von Katzenleukämie und Fibrosarkomen bei Kleintieren eingesetzt. Die in Irving im US-Bundesstaat Texas ansässige Firma Carrington Laboratories besitzt die internationalen Patentrechte für den Extraktionsprozess und die Anwendung der Substanz in der Tierheilkunde. Das Präparat ist unter der Bezeichnung "Acemannan Immunostimulant" auf dem US-amerikanischen Markt erhältlich. Allein durch eine Nahrungsergänzung mit Aloe Vera lassen sich weder Leukämie noch Fibrosarkome kurieren, da die benötigte Acemannan-Dosis einfach zu groß ist.

Nahrungsergänzung für Tiere

Gönnen Sie Ihrem Tier auf Dauer eine Nahrungsergänzung mit Aloe Vera, so dankt es Ihnen die Mühe mit glänzendem Fell beziehungsweise gesundem Gefieder. Solchermaßen geschützt, ist es weniger anfällig gegen Krankheiten und generell fitter. Zur ständigen Nahrungsergänzung genügen minimale Dosen, die sie dem Trinkwasser oder dem Futter zusetzen.

Natur pur in der Nutztierhaltung

Auch auf dem Bauernhof gibt es allerhand Einsatzmöglichkeiten für Aloe Vera – vor allem zur Behandlung von Verletzungen und Hautproblemen. Mit frischem Aloe-Vera-Blattmark ebenso wie mit dem stabilisierten Gel und Trinksaft lassen sich eben nicht nur Menschen und Kleintiere, sondern auch Schweine, Schafe, Kühe und Pferde behandeln. Eine permanente Nahrungsergänzung mit Aloe Vera kommt jedoch wegen der benötigten Mengen aus Kostengründen meist nicht in Frage.

Anders als man vielleicht meinen könnte, hat das Wüstengewächs in der Behandlung von Großtieren eine lange Tradition. Der getrocknete aloinhaltige Saft aus der Faserschicht unter der Blattrinde wurde früher von Tierärzten gern als Abführmittel und gegen Wurmbefall verordnet, was ihm den Namen "Roßaloe" oder *Aloe caballina* eintrug. Heute ist die pharmazeutische Droge in der Veterinärmedizin jedoch weitgehend in Vergessenheit geraten.

Auf den Westindischen Inseln und in manchen Gegenden Floridas werden Stücke von Aloe-Blättern ins Trinkwasser von Hühnern gelegt, damit sie die Mauser oder eine häufig auftretende Geflügelkrankheit, den sogenannten Pips, schneller überstehen.

Behandlungstipps von A bis Z

Mit Aloe Vera können Sie praktisch alle Beschwerden behandeln, wie sie in diesem Buch für den Menschen beschrieben sind. Das Wüstengewächs hat den Vorteil, absolut frei von Nebenwirkungen zu sein. In Tierversuchen erwies sich das schleimige Blattmark selbst dann noch als unschädlich, wenn man den Magen von Ratten komplett damit füllte. Um Missverständnisse auszuschließen: Es ist hier die Rede von dem aloinfreien Gel im Inneren des Aloe-Blattes und nicht von der pharmazeutischen Droge. Letztere ist praktisch nur bei chronischer Verstopfung indiziert, die sich schonender durch eine längerfristige Kur mit Aloe-Vera-Trinksaft behandeln lässt. Wegen der Gefahr der Überdosierung sollten Sie Ihr Tier nicht selbst mit der offiziellen Droge behandeln. Die im folgenden beschriebenen Behandlungstipps beziehen sich denn auch ausschließlich auf das frische Blatt, das stabilisierte Gel oder den fertig gekauften Trinksaft.

Praktische Hinweise:

- zur äußerlichen Anwendung das filetierte Mark des frischen Blattes oder stabilisiertes Gel auftragen
- noch intensiver wirkt das ganze Blatt: quer durchschneiden wie ein Frühstücksbrötchen und mit der Gelseite nach unten auf die Verletzung legen
- zur großflächigen Behandlung Aloe-Vera-Trinksaft oder -Gel mit etwas Wasser in eine Sprühflasche füllen, gut durchschütteln und aufsprühen; diese Methode ist auch optimal, um Aloe Vera in Körperöffnungen wie Maul, Ohren oder die Scheide einzubringen
- wenn Sie ein gut haftendes Produkt brauchen und kein entsprechendes Präparat zur Hand haben, rühren Sie das Aloe-Gel oder den Saft gründlich in eine neutrale Salbengrundlage (Apotheke) oder Hautcreme ein – das Tier wird die Salbe nicht ablecken, da sie ziemlich bitter schmeckt!
- zur Nahrungsergänzung wegen des bitteren Geschmacks stets unter das Futter geben oder mit reichlich Wasser vermischen
- wenn Ihr Tier es merkt und das Futter/Wasser nicht anrührt, dann versuchen Sie, den Geschmack mit etwas Zucker oder Würfelbrühe zu überdecken.

Abwehrschwäche
ist einer der wichtigsten Gründe für eine Nahrungsergänzung mit Aloe-Vera-Trinksaft. Am besten, Sie mischen den Saft unters Futter, dann wissen Sie, dass Ihr vierbeiniger Liebling seine Portion auch wirklich bekommen hat. Bei Zusätzen zum Trinkwasser lässt sich das in der Regel nicht so gut kontrollieren.

Alterskrankheiten
wie Arthrose, chronische Bindehautentzündung, grauer Star und andere Gebrechen sprechen gut auf eine Nahrungsergänzung mit Aloe-Vera-Trinksaft an (Täglich etwas Saft unters Futter mischen). Was alten Menschen gut tut, tut auch alten Tieren gut!

Bißwunden
können ausgezeichnet mit Aloe-Vera-Gel behandelt werden, denn es wirkt antiseptisch und entzündungshemmend. Achten Sie aber darauf, die Wunde vor dem Auftragen des Gels möglichst gründlich zu reinigen.

Ekzeme
treten vor bei Hunden mit langem Haar vermehrt auf. Auch sie sprechen in der Regel gut auf eine Behandlung mit Aloe-Vera-Gel an. Zur Unterstützung empfiehlt es sich, auch etwas Aloe-Vera-Trinksaft unters Futter zu mischen.

Sommerekzeme, wie sie bei manchen Pferdearten (zum Beispiel bei Isländern) rings um Insektenstiche entstehen, lassen sich vermeiden, wenn das Tier an den besonders gefährdeten Stellen vorsorglich mit Aloe-Vera-Gel eingerieben wird. Insekten mögen den Geruch nicht und bleiben fern.

Hufverletzungen
bei Pferden kommen häufig vor. Aloe-Vera-Gel bringt sofortige Linderung. Die medizinische Versorgung wird dadurch aber natürlich nicht überflüssig.

Operationswunden
entzünden sich bei Tieren wegen der größeren Keimbelastung viel häufiger als beim Menschen. Mit Aloe-Vera-Gel versorgt, heilen Wunden schneller, und es kommt nicht so oft zu Komplikationen.

Pilzinfektionen
im Darm werden gestoppt, wenn Sie regelmäßig etwas Aloe-Vera-Trinksaft unters Futter mischen.

Verdauungsbeschwerden
lassen sich behandeln, indem man einfach ein wenig Aloe-Vera-Trinksaft unters Futter mischt, bis sich die Verdauung normalisiert hat. Das funktioniert bei Verstopfung und Durchfall, da die Aloe harmonisierend auf den Darm wirkt und seine normale Funktion wiederherstellt.

Verletzungen
Heilen am besten, wenn man ein quer durchgeschnittenes, frisches Aloe-Blatt

mit der Gelseite direkt darauflegt. Die zweitbeste Alternative ist Gel aus der Flasche.

Von Pflanzen und Blättern

Die Aloe Vera und ihre Artverwandten sind immergrüne Sukkulenten. Der "wahren" *Aloe barbadensis Miller* wachsen durchschnittlich 15 bis 30 spitz zulaufende Blätter von stattlichen Ausmaßen. Bei Freilandexemplaren werden sie etwa 40 bis 80 Zentimeter lang und in Wurzelnähe bis zu 10 Zentimetern breit. Geerntet werden immer nur die äußeren "reifen" Blätter. Unter optimalen Wachstumsbedingungen dauert es etwa drei bis sechs Monate, bis die nachwachsenden Blätter den maximalen Nährstoffgehalt erreicht haben und erntereif sind.

Zur Familie der Liliengewächse gehören neben der Aloe auch der Lauch, der Spargel, die Zwiebel, die Hyazinthe und der Stern von Bethlehem. Einige dieser Verwandten der Aloe haben ebenfalls heilkräftige Wirkung.

Erste Hilfe vom Fensterbrett

Von den Inhaltsstoffen her betrachtet können Aloe-Vera-Pflanzen, die in unseren Breiten auf dem Fensterbrett wachsen, den Freilandexemplaren aus dem sonnigen Süden nicht das Wasser reichen. Die Aloe ist eben nicht für unsere klimatischen Bedingungen ausgelegt. Dennoch haben auch im Blumentopf gehaltene Exemplare vor allem für den Notfalleinsatz einiges zu bieten, sofern bei der Haltung und Pflege bestimmte Regeln beachtet werden. Es lohnt sich also auf jeden Fall, sich eine Pflanze zuzulegen.

In Polen findet man so gut wie in jedem Haus eine Aloe-Pflanze. Sie wird dort nicht nur als hübscher Schmuck geschätzt, sondern gleichzeitig als eine Art natürliche Apotheke verwendet.

Pflanz- und Pflegetipps

Aloe-Pflanzen können aus Samen oder Ablegern (Fachleute sprechen von "jungen Sprossen") gezüchtet werden. Wenn Sie das Glück haben, einen Blumenfreund zu kennen, der ein Exemplar auf dem Fensterbrett hält, können Sie ihn um eine Baby-Aloe bitten. Ausgewachsene Pflanzen bilden nämlich reichlich Triebe, die nach spätestens ein bis zwei Jahren entfernt werden müssen, um eine Auszehrung der Mutterpflanze zu vermeiden. Ansonsten können Sie eine kleine Pflanze auch bei der in den Bezugsquellen genannten Anschrift bestellen.

Bringen Sie keine wildwachsende Aloe aus dem Urlaub in sonnigen Gefilden mit! Alle Arten sind an ihren natürlichen Standorten vom Washingtoner Artenschutzabkommen geschützt und dürfen nicht eingeführt werden. Nur Samen, Ableger und Blätter von eingebürgerten oder künstlich vermehrten Pflanzen werden davon nicht erfasst.

Erde und Wasser

Die Babypflanze wird in einen Blumentopf (mit Loch!) eingesetzt. An den Boden stellt sie keine großen Ansprüche, nur eines mag sie nicht: "Normale" Blumenerde mit ihrem hohen humosen Anteil. Am liebsten ist ihr eine wasserdurchlässige, mineralhaltige Mischung aus 2 Teilen Sand und 1 Teil so genannter "Kakteenerde". Bitte nicht angießen! Man lässt solche sukkulenten Pflanzen erst einmal eine bis zwei Wochen ohne Wasser stehen, damit sie Wurzeln bilden. Erst dann wird gegossen. Danach braucht die Pflanze erst wider Wasser, wenn der Boden vollkommen trocken ist. Im Winter ist eine Ruhepause angesagt. Da reichen 1-2 Tassen alle vier Wochen. Im Sommer darf je nach Witterung einmal in der Woche bzw. einmal alle 14 Tage gegossen werden. Staunässe ist der Erzfeind der Aloe!

Ab und zu mal Umtopfen

Wenn es der Pflanze zu eng wird, sollten Sie sie umtopfen. Die beste Zeit hierfür ist der Frühling. Dies ist eine gute Gelegenheit für einen Gesundheitscheck der Wurzeln. Fahnden Sie nach kleinen winzigen Höckern, die sich möglicherweise daran festgesetzt haben könnten. Das sind Fadenwürmer, die eine Vorliebe für Sukkulenten haben und deren Wachstum hemmen.

Entfernen Sie beim Umtopfen immer auch die Ableger. Bleiben sie mit im Topf, zehren sie die Mutterpflanze aus. Einmal im Jahr können Sie Ihrer Aloe eine Portion guten Naturdünger (zum Beispiel Guano) geben, obwohl manche Fachleute meinen, Düngergaben seien nur im Ausnahmefall notwendig.

Aloe-Pflanzen brauchen viel Licht. Im Gegensatz zu vielen anderen Pflanzen vertragen sie sogar direkte Sonnenbestrahlung, auch wenn sich dadurch die Blätter vorübergehend grau oder rostfarben verfärben können. Bei indirektem Lichteinfall bleiben sie schön grün.

Im Freien wächst die Aloe schneller als im Haus. Am besten, sie stellen Sie den Sommer über auf den Balkon oder in den Garten. Wenn der Herbst kommt und die Temperatur nachts auf unter 5°C abzusinken droht, holen Sie sie wieder herein. Auch bei längeren Schlechtwetterperioden gehört die Pflanze ins Haus.

Was tun bei Schädlingsbefall?

Dickblattgewächse wie die Aloe sind in der Regel pflegeleicht und robust. Gegen Schädlinge ist sie bestens gewappnet. Insekten mögen den Geruch des bitteren Saftes nicht und meiden die Wüstenlilie. Da die Wachstumsbedingungen in unseren Breiten für eine Exotin wie sie nicht gerade ideal sind, kann es dennoch zu Schädlingsbefall kommen. Folgende Parasiten sind am häufigsten zu beobachten:

- Schildläuse lieben Trockenheit und treten daher vermehrt in der winterlichen Ruheperiode auf. Sie sehen aus wie winzige Asseln und sitzen meist in den Blattachseln. Die Eiablagen sind wie in Watte gepackt. Um der Plage Herr zu werden, bestreichen Sie alle sichtbaren Tierchen mit Brennspiritus. Das geht am besten mit einem Q-Tip.

- Spinnmilben bilden netzartige Gespinnste rings um die Dornen und an den Blattunterseiten und hinterlassen beim Saugen schwarze Pünktchen an den befallenen Stellen. Erkrankte Pflanzen zeigen zudem oft eine graue bis gelbliche Verfärbung. Die Insekten sind leider sehr hartnäckig und mit natürlichen Mitteln kaum zu vertreiben. Da sie es gern warm und trocken haben (Heizungsluft!), hilft es manchmal, den Standort der Pflanze zu wechseln und sie öfter mit Wasser zu besprühen. Befallene Pflanzenteile schneiden Sie am besten ab. Verwenden Sie keine chemischen Spritzmittel, wenn Sie Ihre Aloe als Heilpflanze nutzen wollen!

- Fadenwürmer an den Wurzeln lassen die Aloe von unten her absterben. Befallene Pflanzen sind leider nicht zu retten. Um eine Ansteckung zu vermeiden, werfen Sie am besten auch den Topf mitsamt der Erde weg. Die gesunden Blätter können Sie vorher abschneiden und wie gewohnt verwenden.

Ein Extratipp für Gartenfreunde: Mischen Sie 1 Gramm pharmazeutisches Aloe-Pulver mit 1 Liter Wasser und gießen Sie damit schneckengefährdete Pflanzen. Die gefräßigen Plagegeister mögen den Geschmack nicht und verziehen sich in andere Gärten.

Erntezeit

Anders als auf den Plantagen im sonnigen Süden ist im Kübel auf "Balkonia" immer Erntezeit, sobald die Pflanze erst einmal drei bis vier Jahre alt ist. So lange nämlich braucht sie, um ihre Inhaltsstoffe voll auszubilden. Zum fachgerechten Ernten schneiden Sie jeweils das unterste Blatt von oben her dicht am Stamm mit einem scharfen Messer an und ziehen es zur Seite weg. Es ist am reifsten und dicksten und enthält damit auch am meisten Gel. Sie können ruhig auch nur ein Stück des Blattes abschneiden, denn die Aloe entfaltet ihre heilenden Kräfte nicht nur bei Mensch und Tier, sondern weiß auch sich selbst bei Verletzungen gut zu helfen. Innerhalb kürzester Zeit kann sie die Schnittstelle verschließen.

> Wer keinen grünen Daumen hat, kann bei bestimmten Anbietern auch direkt von Plantagen in Spanien oder den USA importierte frische Blätter beziehen. Dank optimalerer Wachstumsbedingungen ist das Gel der dort wachsenden Pflanzen wirksamer als von Exemplaren, die auf der heimischen Fensterbank gezogen werden. Außerdem spart man sich die mehrjährige Wartezeit, die die Sukkulente braucht, um zur Erntereife zu gelangen. Ein Blatt wiegt etwa 600 bis 800 Gramm und 100 Gramm kosten zwischen 5 und 7 Mark. Es hält sich im Gemüsefach des Kühlschranks mehrere Monate. (Bestellanschrift siehe Bezugsquellen).

Frischblattgel in der Praxis

In unserer modernen Zeit haben viele von uns verlernt, mit den Rohstoffen umzugehen, so wie die Natur sie uns bietet. Wir sind es gewohnt, unsere Lebensmittel, Kosmetika und Pflegeprodukte fertig abgepackt im Laden zu kaufen. Kein Wunder, dass manche von uns erst eine gewisse Hemmschwelle überwinden müssen, um sich an die Verwendung der frischen Aloe heranzuwagen. Schließlich sieht die Pflanze mit ihren dornenbewehrten, dolchartigen Blättern alles andere als einladend aus. Um die positiven Wirkungen der Aloe wirklich kennenzulernen, lohnt sich dennoch ein Versuch. Sie werden sehen, es ist ganz einfach!

Frisch ist immer gut!

Über eines sind sich die Aloe-Vera-Kenner einig: Das frische Blatt ist immer besser, als jeder noch so gut konservierte Extrakt. So kommen Sie an das Mark:

- Lassen Sie aus dem frisch geernteten Blatt den gelben Saft vollständig abfließen, bevor Sie das Blatt verwenden. Das geht am besten, wenn Sie das Blatt oder Blattstück mit der Schnittstelle nach unten schräg halten. Verwenden Sie den Saft nicht! Er hat eine stark reizende Wirkung.

- Schneiden Sie nun von dem Blatt ein Stück in der benötigten Größe ab, halbieren Sie es längs und kratzen Sie mit einem Löffel vorsichtig das durchsichtige Gel heraus. Oder Sie schneiden den linken und rechten Blattrand ab und lösen das Gel mit einem scharfen Messer von der grünen Schale, um das "Filet" zu erhalten. Schaben Sie die Schale nicht ab, denn sie kann noch Reste des aloinhaltigen Saftes enthalten!

Das aus dem frischen Blatt gewonnene Gel kann Reste von Aloin enthalten, denn selbst bei sorgfältigem Schälen gelangt es manchmal in Kontakt mit dem gelben harzigen Saft aus der Faserschicht. Hierdurch kann sich eine mehr oder minder starke abführende Wirkung ergeben. Nur ganz reines Gel ist zur innerlichen Anwendung geeignet. Auch die Augen dürfen nur mit dem reinen Gel behandelt werden!

Hierzu können Sie Aloe-Vera-Frischblattgel verwenden:

- als Nahrungsergänzung
- zur Pflege bei Hautproblemen
- bei Sonnenbrand
- zur Gesichtskosmetik
- bei Insektenstichen
- bei Verbrennungen
- bei Abschürfungen und Schnittwunden

Weitere Anregungen finden Sie im Kapitel "Aloe-Anwendungen von A-Z" auf Seite 107.

Innere Anwendung

Spätestens dann, wenn sich der Körper nach Regeneration, Reinigung und Entschlackung sehnt, vor lauter Stress wieder einmal der Magen streikt oder die Verdauung nicht mehr mitspielt, ist es Zeit für eine Nahrungsergänzung mit Aloe-Vera-Frischblattgel. Je nach Zubereitungsart können Sie das Gel entweder mit dem Pürierstab verflüssigen oder in Würfelchen schneiden. Auch eine Weizengraspresse eignet sich zum Zerkleinern. Zum Trinken wird das pürierte Gel in ein Glas Saft eingerührt. Die Gel-Stückchen können Sie auch gut unter einen Salat mischen. (Anleitungen finden Sie im Kapitel "Rezepte mit Aloe Vera" auf Seite 54).

> Achtung! Der Geschmack des frischen Aloe-Gels ist alles andere als ein Honigschlecken! Wer es zum ersten Mal kostet, wird sicherlich den Mund verziehen. "Neulinge" fangen am besten mit kleinen Mengen an. Für Menschen mit sensiblem Gaumen empfiehlt es sich, das Gel mit Saft oder unter eine Speise zu mischen.

Äußere Anwendung

Wie bei der inneren Anwendung wird auch hier immer nur das Gel verwendet. Sie können es entweder, wie oben beschrieben, aus dem Blatt herauslösen oder einfach die dornigen Ränder abschneiden und das Blattstück längs halbieren wie ein Frühstücksbrötchen. Anschließend legen Sie es mit der Gelseite nach unten auf die Haut auf. Diese Art der Anwendung hat sich in der Praxis als die wirkungsvollere erwiesen, wohl weil hier dank der weitgehend intakten Blattstrukturen der Synergieeffekt am besten zum Tragen kommt.

> Achtung! Wunden müssen vor dem Auftragen des Gels sorgfältig gereinigt werden. Die Wirkstoffe der Aloe dringen tief in das Gewebe ein und könnten Bakterien mit einschleusen. Dies würde unweigerlich zu Infektionen führen.

Aloe-Frischblattgel wird von der Haut schnell aufgenommen. Tragen Sie es dick auf und erneuern Sie Umschläge alle halbe Stunde, bis sich der gewünschte Erfolg einstellt.

Bei der Behandlung von Ekzemen mit dem Gel des frischen Blattes kann es in seltenen Fällen zu einer Austrocknung der Haut kommen. Dies beeinträchtigt nicht die heilende Wirkung. In diesem Fall können Sie das Gel vor dem Auftragen mit etwas reinem, kaltgepressten Mandel- oder Olivenöl mischen oder auf ein handelsübliches, stabilisiertes Gel ausweichen.

Ein Hinweis für Allergiker

Das reine, schleimige Gel aus dem Blattinneren ist frei von Reizstoffen und wird normalerweise gut vertragen. In wenigen Einzelfällen (laut Statistik bei etwa 1 Prozent aller Menschen) kann es jedoch zu einer allergischen Reaktion kommen. Um zu testen, ob bei Ihnen eine Überempfindlichkeit gegen einen oder mehrere Inhaltsstoffe der Aloe kommt, empfiehlt es sich, in der Armbeuge ein wenig frisches Gel aufzutragen. Zeigt sich nach etwa einer halben Stunde keine Hautreizung, können Sie das Gel unbesorgt verwenden. Wer empfindlich ist, sollte aber auf jeden Fall darauf achten, dass der gelbe Saft aus der Faserschicht nicht pur auf die Haut gelangt.

Aloe-Vera-Anwendungen von A – Z

Bevor wir die Anwendungsmöglichkeiten der Aloe im Einzelnen betrachten, ist es wichtig, uns noch einmal den Unterschied zwischen folgenden zwei Produktarten vor Augen zu führen:

- die **pharmazeutische Aloe**, die seit Jahrtausenden aus dem gelben Saft mancher Arten gewonnen wird. Sie enthält den stark abführenden Bitterstoff Aloin und ist im deutschen Arzneimittelbuch als Medikament registriert. Ihre Anwendung gehört daher in die Hand eines Heilpraktikers oder Arztes. Abgesehen von einigen Einsatzmöglichkeiten der homöopathischen Verdünnung **bleibt sie im Prinzip hier unberücksichtigt**.

- die modernen **Präparate zur Nahrungsergänzung und Körperpflege**, die es erst seit den sechziger Jahren gibt, als es gelang, Verfahren zur Beseitigung der abführenden Bitterstoffe – allen voran des Aloins – zu entwickeln und die Extrakte so zu stabilisieren, dass sie zur Handelsware werden konnten. Sie werden aus dem Mark oder ganzen Blatt der Aloe Vera gewonnen und sind keine Arznei-, sondern Lebensmittel bzw. kosmetische Wirkstoffkomplexe. Mit diesen Produkten wird versucht, möglichst nahe an die Wirkungen heranzukommen, wie sie vom erntefrischen, reifen Blattmark bekannt sind. **Ihnen gilt das Hauptaugenmerk dieses Kapitels**.

-

Die Aloe Vera ist kein Heilmittel im eigentlichen Sinn. In Verbindung mit einer ausgewogenen Ernährung und gesunden Lebensweise kann sie aber die Selbstheilungskräfte des Organismus aktivieren, Magen und Darm stärken und uns so insgesamt mehr Wohlbefinden schenken. Gleichzeitig bringt ihre pflegende Wirkung Linderung bei Hautirritationen aller Art.

Universelles Hausmittel ja, Wundermittel nein

Wer die Aloe Vera und ihre Artverwandten erst einmal für sich entdeckt hat, wird sie bald nicht mehr missen wollen – als Gesundheitselixier ebenso wie als Erste-Hilfe-Pflanze bei Insektenstichen, Kratzern und Schürfwunden, als Hautpflegemittel und zur Darmsanierung – die Einsatzmöglichkeiten sind vielfältig und die Heilwirkungen oftmals verblüffend. Bei allem, was über das Wüstengewächs berichtet wird, sollten wir jedoch stets im Auge behalten, dass sie kein Wundermittel ist. Sie tut uns gut und ist ausgesprochen förderlich für unsere Gesundheit. Damit reiht sie sich in eine ganze Palette von heilkräftigen, vitalisierenden und pflegenden Pflanzen und Lebensmitteln ein, die schon unsere Mütter und Großmütter nicht nur wegen ihres Nährwerts oder guten Geschmacks, sondern auch wegen ihrer heilenden Wirkung schätzten: Honig, der desinfiziert, Kamillentee, der Bauchweh lindert, Fenchel, der Blähungen vertreibt ... Allesamt Hausmittel, die uns gut tun, jedes auf seine Weise. Das Besondere an der Aloe Vera ist ihre Vielseitigkeit, die sie auch für Laien gut einsetzbar macht und die sie zur Königin unter den Heilpflanzen krönt. Um mit ihr umzugehen, braucht man kein großes Hintergrundwissen. Und es ist allemal einfacher und praktischer, ein Universalmittel zur Hand zu haben als Dutzende von Fläschchen und Tiegeln.

Die vier Hauptwirkungen der Aloe Vera:

- immunstimulierend
- entzündungshemmend
- schmerzlindernd
- wundheilend

AIDS

Zugegeben, es klingt bestechend: Nachdem sich 1991 gezeigt hatte, dass das in Aloe Vera enthaltene Polysaccharid Acemannan *in vitro* – also im Reagenzglas – die Vermehrung des AIDS-Virus zum Stillstand bringt, wurde kurze Zeit später ein Bericht veröffentlicht, der HIV-Infizierte und deren Behandler nochmals aufhorchen ließ: In einer in Kanada durchgeführten Doppelblind-Studie, bei der den Patienten neben der üblichen Medikation mit AZT täglich aus der Aloe Vera extrahiertes Acemannan verabreicht wurde, konnten die AZT-Dosen um ein Vielfaches reduziert werden. Für die Patienten bedeutete dies weniger Nebenwirkungen und mehr Lebensqualität.

Von solchen Behandlungserfolgen abzuleiten, dass man allein mit einer Aloe-Vera-Nahrungsergänzung Aids heilen könnte, wäre sicherlich vermessen, denn zum einen stecken die Forschungen noch im Versuchsstadium und zum anderen beziehen sich die Berichte auf isoliertes Acemannan in so hoher Dosis (etwa 1.600 mg pro Tag), dass man über einen Liter Aloe-Vera-Saft trinken müsste, um sich vergleichbare Mengen zuzuführen. Wir haben es hier eben nicht mit einem Medikament, sondern mit einem Lebensmittel zu tun. Dennoch ist die immunstimulierende Wirkung von Aloe-Vera-Trinksäften unbestritten – gerade für HIV-Infizierte ein hochinteressanter Aspekt, ist doch die Stärkung der Abwehrkräfte im Kampf gegen AIDS einer der wichtigsten Ansatzpunkte überhaupt. Von daher ist eine Nahrungsergänzung als Begleitmaßnahme auch und gerade für AIDS-Patienten sehr zu empfehlen.

> Da ein Impfstoff gegen den HIV-Virus noch immer nicht in Sicht ist, ist die Stärkung des Immunsystems einer der Hauptansatzpunkte der AIDS-Therapie. In diesem Zusammenhang können Nahrungsergänzungsmittel wie die Aloe Vera einen wertvollen Beitrag leisten. Heilen können sie AIDS jedoch nicht.

Aloe-Anwendung:

Zur Stimulierung des Immunsystems morgens und abends mit möglichst einstündigem Abstand vor dem Essen je 50 bis 60 ml Aloe-Vera-Trinksaft pur oder verdünnt trinken.

Akne

Vor allem in der Pubertät spielt die Haut oft verrückt. Die Talgdrüsen sind überaktiv und bescheren so manchem Jugendlichen Pickel und Mitesser. Und nicht immer verschwinden die Erscheinungen mit der Normalisierung des Hormonsystems. Auch eine steigende Anzahl von Erwachsenen ist betroffen. Die entzündeten Pusteln reichen oft bis in tiefe Hautschichten hinein und hinterlassen nach dem Abheilen unschöne Narben. Neben eines hormonellen Ungleichgewichts gehört auch eine gestörte Ausscheidung von Stoffwechselprodukten zu den Hauptursachen der Akne. Funktioniert die Verdauung nicht, wird ein Teil der Körpergifte über die Haut ausgeschieden – die Folgen sind Pickelgeplagten nur allzu bekannt. Gerade hier kann die Aloe Vera einiges leisten: Sie unterstützt einerseits den natürlichen Ausscheidungs- und Entgiftungsprozess des Körpers und fördert andererseits die Wundheilung, beugt Entzündungen vor und vermindert die Narbenbildung.

> Die emotionalen Faktoren, die bei Akne eine wichtige Rolle spielen, lassen sich mit Aloe Vera natürlich nicht beeinflussen. Dennoch bessert sich das gestörte Hautbild deutlich durch eine innerliche und äußerliche Behandlung mit dem Gel der Wüstenlilie.

Aloe-Anwendungen

- Aloe-Vera-Gel oder frisches Blattmark als "Erste-Hilfe-Fluid" mehrmals täglich direkt auf die betroffenen Stellen auftragen. Das desinfiziert und fördert den Heilungsprozess. Gleichzeitig wird der Schmerz oder Juckreiz gelindert. Die Folge: Durch die geringere Versuchung zu kratzen, werden Narben vermieden.
- Die Haut morgens und abends gründlich reinigen und anschließend eine gute Aloe-Vera-Feuchtigkeitslotion auftragen. Sie können entweder ein fertiges Präparat kaufen (siehe Bezugsquellen) oder eine selbstgerührte Creme verwenden (siehe unter "Naturkosmetik selbstgemacht" auf Seite 73).
- Als "Kosmetikum von innen" zur Darmregulierung und Entschlackung empfiehlt sich zusätzlich eine kurmässige Nahrungsergänzung mit Aloe-Vera-Trinksaft. Dazu über etwa drei Monate hinweg morgens und abends je 50 bis 60 ml in Wasser oder Saft einnehmen.

Das können Sie sonst noch tun:

- Essen Sie nach Möglichkeit nichts Süßes (keine Schokolade!), allzu Fettes (keine Pommes Frites!) oder stark Gewürztes (keine Currywurst!). Nehmen Sie stattdessen viel Obst und Gemüse und reichlich Ballaststoffe zu sich.
- Vermeiden Sie generell fette Cremes oder Kosmetika. Der Fettfilm würde die Poren zusätzlich verstopfen. Auch mineralölhaltige Cremes bilden eine Schicht auf der Haut. Achten Sie darauf, nur Produkte auf Pflanzenölbasis zu kaufen.
- Widerstehen Sie dem Drang, an Pickeln herumzuquetschen oder zu – kratzen. Das hinterlässt Narben!
- Fassen Sie sich nie mit ungewaschenen Händen ins Gesicht und wechseln Sie täglich das Handtuch, um eine weitere Ausbreitung der Keime zu verhindern.
- Lassen Sie sich von einem Heilpraktiker beraten. Mit naturheilkundlichen Verfahren wie der Bioresonanztherapie können bei Akne in vielen Fällen gute Erfolge erzielt werden.

Allergien

Triefende Augen, eine rote Nase, Hautausschlag und kratzende Bronchien gehören für immer mehr Menschen zum Alltag. Ihr Organismus wehrt sich gegen die stetig wachsende Zahl der auf ihn einströmenden Umweltgifte, indem er Amok läuft und völlig harmlose Stoffe als Feinde identifiziert. Auf die schießt er dann mit schwerem Geschütz. Histamine werden ausgeschüttet, um die Eindringlinge abzuwehren. Die Haut juckt, und die Schleimhäute schwellen an, um die Luken dicht zu machen. Das funktioniert so gut, dass der leidgeplagte Allergiker kaum noch Luft bekommt. Die Aloe Vera mit ihrer immunstimulierenden und lindernden Wirkung bringt hier Hilfe von innen und von außen.

Aloe-Anwendungen

- Durch eine regelmäßige Nahrungsergänzung mit dem Saft der Sukkulente wird das Immunsystem gestärkt, sodass es keine Panikreaktionen mehr an den Tag zu legen braucht. Nehmen Sie zwei bis dreimal täglich 50 bis 60 ml Trinksaft pur oder verdünnt zu sich.

- Eine lokale Behandlung der juckenden Stellen mit Gel oder frischem Blattmark kann allergische Hautreaktionen lindern. Bei Ausschlägen immer wieder eine dicke Schicht Gel auftragen, bis die Erscheinungen gelindert sind.

- Trägerinnen von Ohrringen können sich vor allergischen Hautreaktionen (Nickel) schützen, wenn sie die Ohrläppchen nach gründlicher Reinigung mit Alkohol mit Aloe Vera bestreichen. Tauchen Sie auch den Stift der Ohrringe in das Gel ein.

- Verwenden Sie vor allem bei neuen Textilien Aloe-Vera-haltiges Waschmittel (z.B. von *Forever Living*). Das kann vor allergischen Hautreaktionen auf Gewebeimprägnierungsstoffe schützen.

Das können Sie sonst noch tun:

- Während die Schulmedizin dem Phänomen Allergie mit starken Geschützen wie Kortison oder Antihistaminen begegnet, die zum Teil schwere Nebenwirkungen haben und die Symptome nur unterdrücken, arbeitet die Naturheilkunde mit sanfteren Methoden. Gute Erfolge können unter anderem mit dem Bioresonanzverfahren und auch der Injektionstherapie mit Schlangenenzymen vermeldet werden. Lassen Sie sich von einem Heilpraktiker oder naturheilkundlich versierten Arzt beraten.

Altersflecken

Sie sehen aus wie große Sommersprossen, doch die meisten finden sie nur halb so lustig. Das mag vielleicht auch am Namen liegen: Altersflecken. Sie bilden sich besonders an sonnenexponierten Körperteilen wie im Gesicht und am Dekolleté, auf den Handrücken und an den Unterarmen. Manche Menschen neigen mehr dazu, andere weniger. Wer sie loswerden möchte, für den ist die Aloe Vera genau das richtige Mittel.

Aloe-Anwendung:
Rubbeln Sie die betroffenen Hautpartien mindestens zweimal pro Woche mit einem Aloe-Vera-Peeling glatt. Sie können dazu entweder etwas Aloe-Vera-

Saft unter ein fertiges Präparat mischen oder – was noch wirkungsvoller ist – ein selbstgerührtes Peeling auftragen.
(Siehe "Naturkosmetik selbstgemacht" auf 72).

Das können Sie sonst noch tun:
Bei hartnäckigen Altersflecken hilft unter Umständen auch das Bleichen mit Zitronensaft. Reiben Sie mehrmals täglich mit der frischen Schnittfläche über die betroffenen Stellen. Bis sich mit dieser Methode eine erkennbare Besserung einstellt, bedarf es allerdings einiger Geduld.

Arthritis und Arthrose

Die Arthrose eine degenerative Gelenkerkrankung, die normalerweise aus einer Überbeanspruchung des Gelenks heraus entsteht, sei es nun durch Sport, Übergewicht oder einer ungleichen Belastung zum Beispiel nach Knochenbrüchen. Auch durch rheumatische Entzündungen kann eine Arthrose entstehen. Die Symptome: Durch die Erosion der Gelenkschmiere knarrt und ächzt das Gelenk bei jeder Bewegung, und durch das Aufeinanderreiben von Knochen gegen Knochen kann es zu starken Schmerzen kommen. Wenngleich die Aloe Vera ein defektes Gelenk nicht mehr reparieren kann, fördert sie doch die Neubildung der Gelenkschmiere und lindert die Schmerzen. Welche der Inhaltsstoffe nun im einzelnen für diese Wirkungen verantwortlich sind, ist noch nicht im Detail erforscht. Die Salicylsäure spielt hier sicherlich eine wichtige Rolle, wenngleich der synergistische Effekt – also das Zusammenwirken der einzelnen Substanzen – auch hier nicht unterschätzt werden sollte. Auch die Arthritis – die entzündliche Vorstufe der Arthrose – spricht oftmals gut auf eine längerfristige Aloe-Vera-Behandlung an.

Aloe-Anwendungen:

- Zur langfristigen Nahrungsergänzung zweimal täglich 50 bis 60 ml Aloe-Vera-Trinksaft pur oder verdünnt nehmen.
- Die betroffenen Gelenke mehrmals täglich mit Aloe-Vera-Gel einreiben oder Umschläge mit frischem Blattgel machen. Dazu ein Blattstück von der benötigten Größe abschneiden, quer durchschneiden und mit der Gelseite nach unten auflegen. Mit einer Mullbinde fixieren.

- Wer Wärme verträgt, sollte die betroffenen Gelenke täglich in einem Teilbad aus warmem Wasser und Aloe-Vera-Gel baden.
- Besondere Linderung bei aktiver Arthrose verschaffen Aloe-Vera-Eiswürfel: Aloe-Vera-Saft in einen Eiswürfelbehälter füllen und in den Tiefkühler stellen. Bei Bedarf das Gelenk mit einem Eiswürfel abreiben.

Bewegung ist das A und O für Arthritis- und Arthrosepatienten, selbst wenn es noch so große Überwindung kostet. Sie sorgt dafür, dass die betroffenen Gelenke mobil bleiben, Schlackenstoffe daraus abtransportiert werden und neue Gelenkschmiere produziert wird.

Das können Sie sonst noch tun:

- Eine säureüberschüssige, ungesunde Ernährung trägt zur Verschlimmerung der Symptome bei. Steigen Sie auf Vollwertkost um. Essen Sie möglichst vegetarisch, und meiden Sie auf jeden Fall purinhaltige Nahrungsmittel wie beispielsweise Innereien. Fleischeiweiß und Purine spielen bei der Entstehung der Arthritis urica (Gicht) eine wichtige Rolle.
- Reisen Sie möglichst oft in sonnige Gefilde. Nasskaltes Wetter ist alles andere als förderlich.
- Lassen Sie sich von einem Heilpraktiker beraten. Die Naturheilkunde bietet mit der Akupunktur, Injektionstherapie, Bioresonanz und Enzymtherapie gute Behandlungsmöglichkeiten. Dabei ist jedoch immer ein ganzes Stück Geduld gefordert. Gerade chronische Erkrankungen lassen sich nicht von heute auf morgen kurieren.

Blähungen

Gründe für die Entstehung von Blähungen gibt es viele. Manchmal ist es nur die Reihenfolge des Essens. Isst man beispielsweise Obst zum Nachtisch, kann es den Magen-Darm-Trakt nicht schnell genug passieren und fängt an zu gären. Ein andermal ist eine bestimmte Art von Gemüse (z.B. Kohl oder Bohnen), wieder ein andermal die Einnahme eines Medikaments die Ursache. Aloe-Vera-Trinksaft kann hier gut Abhilfe schaffen. Er wirkt wie ein Verdauungsschnaps und bringt meist schnell Erleichterung.

> Bei heftigen, wiederkehrenden Blähungen sollten Sie Rücksprache mit Ihrem Heilpraktiker oder Arzt nehmen. Sie könnten Anzeichen für eine behandlungsbedürftige Gesundheitsstörung sein.

Aloe-Anwendungen

- Nehmen Sie im akuten Fall stündlich etwa 30 ml Aloe-Vera-Trinksaft pur oder verdünnt in anderen Flüssigkeiten zu sich, bis die Blähungen aufgehört haben.
- Wenn die Blähungen mit Verstopfung einhergehen, können Sie zweimal täglich 5 Globuli oder 8 Tropfen homöopathische Aloe in der Potenz D6 einnehmen.

Candida

Ernährungsbedingt leiden immer mehr Menschen an einer geschädigten Darmflora, in der sich ein Hefepilz namens Candida albicans ausbreiten kann. Er durchdringt die Darmwände, gelangt über die Lymph- und Blutbahnen zu den inneren Organen und drosselt im wahrsten Sinn des Wortes die Lebensenergie. Die in der Aloe enthaltenen antiviralen, antibakteriellen und antimykotischen Substanzen können dazu beitragen, Candidaüberwucherungen in den Griff zu bekommen und die natürliche Darmflora wiederherzustellen. Gleichzeitig hilft die immunstimulierende Wirkung dem Körper, sich selbst gegen die Pilze zu wehren.

Ist der Darm gesund, lebt der Candida-Pilz in einer natürlichen Symbiose mit den übrigen "freundlichen" Darmbakterien, die dessen Wachstum in Schach halten. Werden diese jedoch durch Antibiotika oder Gärungssäuren dezimiert oder gar zerstört, kann der Pilz ungehindert wuchern.

Aloe-Anwendungen:

- Nehmen Sie im akuten Stadium bis zu fünfmal täglich 30 ml Aloe-Vera-Trinksaft zu sich, um die Selbstheilungskräfte des Darms zu mobilisieren.
- Wenn Sie ein frisches Aloe-Vera-Blatt haben: Filetieren Sie ein breites Stück, zerteilen Sie das Mark in längliche Stücke und schieben Sie diese wie ein Zäpfchen in den Anus ein. Das tötet die Pilze, die sich im Stuhl befinden.

Das können Sie sonst noch tun:

- Meiden Sie alles, was den Pilz nährt, also vor allem Zucker und Weißmehl.
- Nehmen Sie Antibiotika nur, wenn es unbedingt sein muss. Sie schwächen die Darmflora, sodass sich der Pilz ungehindert ausbreiten kann.

Cellulitis

Zumindest einen Vorteil haben die Männer den Frauen gegenüber: Sie können keine Cellulitis bekommen. Zur Entstehung der unschönen Orangenhaut tragen mehrere Faktoren bei: Frauen haben, anders als Männer, an Oberschenkeln, Po und Hüften große Fettkammern, die in der Pubertät angelegt werden. Die Fettdepots dienen in der Schwangerschaft als Vorratsdepots für den Körper und haben damit eine wichtige Funktion. Mit zunehmendem Lebensalter lässt die Spannkraft des Bindegewebes nach und die Elastizität der Haut nimmt ab, so dass die Fettpolster in der Haut sichtbar werden. In der Regel bilden sich nur leichte Dellen. Erst, wenn die Oberschenkel einem Einkaufsnetz gleichen, durch dessen lockere Maschen sich die eingepackten Tüten heraus beulen, spricht man von einer Cellulitis. Da Vererbung eine große Rolle spielt, bringen auch Diäten oft nicht das gewünschte Resultat, denn die Polster lassen sich einfach nicht weghungern. Die Aloe Vera mit ihren hautstraffenden Eigenschaften kann auch hier gewisse Erfolge bringen. Probieren Sie es aus!

Aloe-Anwendung:
Mischen Sie Aloe-Vera-Gel mit dem Extrakt von Efeu und Blasentang, die in den meisten der klassischen Anti-Cellulitis-Präparaten enthalten sind. Fügen Sie flüssiges Vitamin E und (wenn Sie keine hochsensible Haut haben) eine Prise fein gemahlenen Cayenne-Pfeffer zur Durchblutungsförderung hinzu. Diese Mischung streichen Sie auf die betroffenen Partien und decken das Ganze mit Frischhaltefolie ab. Die Aloe unterstützt die Wirkung des Efeus und des Blasentangs und schleust deren aktive Substanzen tief in das Gewebe ein. Wiederholen Sie die Anwendung zweimal wöchentlich.

Das können Sie sonst noch tun:
- Trainieren Sie regelmäßig Po und Oberschenkel. Das macht Muskeln statt Cellulitis.
- Auch regelmäßige Bürstenmassagen fördern die Durchblutung und wirken damit der gefürchteten Orangenhaut entgegen.

Colitis ulcerosa

Colitis ist eine meist in Schüben verlaufende Entzündung der Dickdarmschleimhaut, deren Hintergrund noch nicht eindeutig geklärt ist, vermutlich aber von einer Autoimmunkrankheit hervorgerufen wird. Ansteckend ist die Krankheit nicht. Begleitend zur naturheilkundlichen oder ärztlichen Therapie empfiehlt es sich, zur Mobilisierung der Abwehrkräfte des Darmes und Stabilisierung des Immunsystems insgesamt über einen Zeitraum von mehreren Wochen hinweg eine Aloe-Vera-Trinkkur (dreimal täglich 50 bis 60 ml Trinksaft pur oder verdünnt) durchzuführen.

Diabetes

Es gibt zwei Formen von Diabetes oder Zuckerkrankheit: Bei der einen streikt die Bauchspeicheldrüse und verweigert die Produktion von Insulin, jenes Hormons, das für die Regulierung des Zuckergehalts im Blut zuständig ist. Bei der anderen, der sogenannten Altersdiabetes, wird zwar Insulin ausgeschüttet, doch das Gewebe reagiert nicht sensibel genug darauf. In ersterem Fall kann Aloe Vera nichts bewirken, denn es kann dem Körper das Insulin nicht ersetzen. In letzterem Fall aber kann sie unter Umständen einen gewissen

Beitrag leisten. Patienten, die an Altersdiabetes leiden, sind oftmals übergewichtig. Abzuspecken und sich an bestimmte Diätrichtlinien zu halten, reicht in manchen Fällen aus, um den Blutzuckerspiegel auf erträglichem Niveau zu stabilisieren. Nun ist in einer in Indien durchgeführten Herz-Kreislauf-Studie, an der auch zahlreiche Diabetiker teilnahmen, festgestellt worden, dass die regelmäßige Einnahme von Aloe-Vera-Frischblattgel in Kombination mit der als Abführmittel bekannten indischen Heilpflanze Isabgol zur Regulierung des Blutzuckerspiegels beitragen kann. Leider war die Studie nicht umfassend genug angelegt, um Verallgemeinerungen zuzulassen. Weitere Forschungsarbeiten stehen noch aus.

Gewebeschäden und Ödeme, wie sie mit langjährigem Diabetes einhergehen, lassen sich mit Aloe-Vera-Gel lindern. Gerade für Zuckerkranke ist eine sorgfältige Hautpflege oberstes Gebot.

Durchfall

Ob Stress, Viren oder ungewohnte Bakterien in fremden Ländern – wenn's dem Körper zu viel wird, greift er zu drastischen Entgiftungsmaßnahmen. Durchfall ist eine davon. Aloe Vera hilft, den natürlichen Reinigungsprozess zu unterstützen und die Darmfunktion auf sanfte Weise zu normalisieren.

Cola und Salzstangen sind ein ausgezeichnetes Mittel gegen Durchfall. Um den Darm zusätzlich zu stabilisieren, geben Sie etwas Aloe-Vera-Trinksaft in das süße Getränk. Das mögen sogar Kinder gern.

Aloe-Anwendungen:

- Entsprechend dem Hahnemannschen Grundprinzip, Ähnliches mit Ähnlichem zu heilen, lässt sich Durchfall mit homöopathischer Aloe behandeln. Nehmen Sie im akuten Fall einen halben Tag lang stündlich 5 Globuli oder 8 Tropfen Aloe D6, danach zweimal täglich die gleiche Dosis.
- Nehmen Sie anfangs kleinere Mengen Aloe-Vera-Trinksaft. Dreimal täglich ein bis zwei Teelöffel genügen. Zum Verdünnen verwenden Sie am besten keinen Obstsaft sondern stilles Mineralwasser.

- Wenn sie den Aloe-Vera-Trinksaft gut vertragen, können Sie die Menge langsam steigern.
- Zur Nachbehandlung und Regeneration der Darmflora können Sie eine Trinkkur machen und etwa drei Wochen lang zweimal täglich 30 bis 50 ml Aloe-Vera-Trinksaft zu sich nehmen.

Erfrierungen

Manch ein(e) Skifahrer(in) hat es am eigenen Leib erfahren: Sind die Ohrläppchen an eisigen Tagen nicht ganz unter der Mütze versteckt, fängt es plötzlich rings um die Ohrringe zu schmerzen an, und die Stelle wird ganz taub. Väterchen Frost hat zugeschlagen! Behandeln Sie die betroffenen Partien mit Aloe-Vera-Gel oder einer Aloe-Vera-Creme, so regeneriert sich die Haut und das daruntergelegene Gewebe meist in kurzer Zeit.

Ein weiterer Tipp:
Lassen Sie beim nächsten Mal die Ohrringe zu Hause! Metall leitet die Kälte und erhöht die Gefahr von Erfrierungen.

Fußpilz

Wer gern ins Schwimmbad oder in die Sauna geht, hat sicher schon mit dem Fußpilz unliebsame Bekanntschaft gemacht. Und ist er erst einmal da, lässt er sich nur schwer wieder loswerden. Im feuchtwarmen Klima von Socken und Schuhen fühlt er sich nämlich besonders wohl. Aloe Vera besitzt antimykotische Eigenschaften und kann helfen, den ungebetenen Gast zu vertreiben.

Aloe-Anwendungen:

- Ein Wattestäbchen in Aloe-Vera-Gel oder -Saft tauchen und die betroffenen Stellen damit betupfen. Mehrmals täglich wiederholen.
- Die Zehen bis zum Verschwinden der Erscheinungen möglichst täglich etwa zehn Minuten lang in einer Mischung aus Aloe-Vera-Saft und einigen Tropfen Teebaumöl baden.

Hämorrhoiden

Viele haben sie, nur wenige sprechen darüber – Hämorrhoiden. Sie entstehen durch eine Stauung des venösen Blutrückflusses und entzündliche Reaktionen. Alles, was die Blutzirkulation im kleinen Becken behindert, fördert ihre Entstehung: Schwangerschaft, mangelnde Bewegung, chronisch kalte Füße, Verstopfung ... Die prallgefüllten, spannenden Knoten schmerzen vor allem dann, wenn sie noch zusätzlich entzündet sind. Die Aloe Vera kann hier auf zweifache Weise helfen.

Wen wird, der Hämorrhoiden hat, sollte für regelmäßigen leichten Stuhlgang sorgen. Abführmittel auf Aloe-Basis dürfen wegen ihrer drastischen Wirkung auf den Darm jedoch auf keinen Fall genommen werden. Sie enthalten nämlich die pharmazeutische Droge, die aus dem aloinhaltigen, gelblichen Saft der Pflanze gewonnen.

Aloe-Anwendungen:

- Durch eine längerfristige Nahrungsergänzung mit Aloe-Vera-Saft (zweimal täglich etwa 30 ml) wird der Stuhl meist weicher.
- Tragen Sie ein fertiges Gelprodukt direkt auf die zuvor vorsichtig gereinigte Haut auf.
- Linderung bringen auch frische Gelstücke, die wie Zäpfchen zugeschnitten und in den After eingeführt werden. Noch besser ist es, wenn Sie diese zuvor im Tiefkühler gefrieren. Wenn Sie kein Aloe-Vera-Blatt haben, können Sie Zäpfchen auch aus Gel selbst herstellen. Dazu fertig gekauftes Gel in kurzen Streifen auf ein Stück Alufolie auftragen, einen zweiten Bogen darüberlegen, in den Zwischenräumen festdrücken, in den Gefrierschrank legen und bei Bedarf einzeln entnehmen.

Das können Sie sonst noch tun:

Probieren Sie's mit Gymnastik: Wann immer Sie daran denken, den After mehrmals hintereinander einziehen und loslassen. Das entleert die Venenknoten und verbessert den Blutabfluss durch die Venen. Und außer Ihnen fällt's keinem auf.

Hautkrankheiten: Neurodermitis, Psoriasis

Die Haut ist unser größtes Organ und gleichzeitig eines der sensibelsten Anzeigeinstrumente für unsere seelische Befindlichkeit. Ob wir erröten oder erblassen oder uns kalte Schauer über den Rücken laufen – stets zeigt sie auf der äußeren Ebene, was in unserem Inneren vorgeht. Ist die Haut krank, hat das oft psychische Ursachen. Dies zu wissen, hilft den Betroffenen aber nicht viel weiter. Sie brauchen Hilfe – die Aloe Vera kann eine sein. Gerade bei Hautproblemen aller Art hat sich die Wüstenlilie als wirkungsvoll erwiesen. Sie kann Neurodermitis oder Psoriasis zwar nicht heilen, die Behandlung jedoch wirksam unterstützen.

> Auch Ekzeme, deren Behandlung sich oft als sehr langwierig und unangenehm erweist, sprechen in manchen Fällen gut auf eine Frischblattbehandlung mit Aloe Vera an. Um die Abwehrkräfte zu stärken, empfiehlt sich gleichzeitig eine Trinkkur mit dem Saft der Wüstenlilie.

Aloe-Anwendungen:

- Bei ernstlichen Hauterkrankungen lohnt es sich ganz besonders, das frische Mark zu verwenden. Ganze Blätter können Sie bei den im Bezugsquellenverzeichnis angegebenen Adressen bestellen. Alle wissenschaftlichen Studien, die über den erfolgreichen Einsatz der Aloe Vera bei Hautkrankheiten berichten, beziehen sich auf die Verwendung des frischen Blattes. Zur Behandlung wird dieses in entsprechender Größe zugeschnitten, quer halbiert und mit der Gelseite nach unten auf die betroffenen Stellen aufgelegt. Das reine, von der Faserschicht und der Rinde befreite Filet scheint von den Wirkungen nicht an das ganze Blatt heranzureichen. Um erfolgreich zu sein, brauchen Sie Geduld. Die geschädigten Hautpartien müssen über mehrere Wochen hinweg mehrmals täglich behandelt werden.

- Unterstützen Sie die äußerliche Behandlung mit einer Aloe-Vera-Trinkkur zur Entgiftung, Entschlackung und Abwehrstärkung. Ein starkes Immunsystem wird besser mit Hautkrankheiten fertig.

Das können Sie sonst noch tun:

- Während die Schulmedizin meist versucht, die Symptome mit Kortison zu bekämpfen, setzt die Naturheilkunde auf eine Stärkung des Organismus von innen heraus. Das dauert zwar seine Zeit, hat aber auch keine Nebenwirkungen und bringt den Betroffenen langfristige Besserung. Es ist also unbedingt ratsam, einen Heilpraktiker oder naturheilkundlich arbeitenden Arzt hinzuzuziehen.
- Achten Sie auf Ihre Ernährung. Was wir uns mit dem Essen zuführen, wird nicht zuletzt auch über die Haut wieder ausgeschieden. Durch den Verzicht auf "Junk Food" kann man eine Psoriasis oder Neurodermitis zwar nicht heilen, doch zumindest ein Stück weit eindämmen.
- Wegen des psychosomatischen Hintergrunds von Hautkrankheiten kann eine psychotherapeutische Begleitung eine wichtige Rolle spielen. Scheuen Sie sich nicht, sich bei Ihrem Heilpraktiker oder Arzt nach entsprechenden Möglichkeiten zu erkundigen.
- Juckreiz lässt sich mit Visualisierungs- und Entspannungstechniken erträglicher machen.

Bei Hautausschlägen und -irritationen aller Art bringt Aloe-Vera-Gel meist schnelle Linderung. Es zieht rasch ein und muss so lange immer wieder dick aufgetragen werden, bis sich eine Besserung einstellt.

Herz-Kreislauf-Krankheiten

Zu hoher Blutdruck, Arteriosklerose, Angina pectoris und Herzrhythmusstörungen sind allgegenwärtig in unserer hektischen Zeit, und über Managern und anderen Dauergestressten hängt das Herzinfarktrisiko wie ein Damoklesschwert. Nun hat Mitte der achtziger Jahre eine in Indien durchgeführte Studie an 5000 Herz-Kreislauf-Patienten gezeigt, dass eine diätetische Ergänzung mit frischem Aloe-Vera-Blattmark den Anteil an dem (zumindest in oxidierter) Form schädlichen LDL-Cholesterin im Blut senkt, den Blutdruck stabilisiert und das erwünschte HDL-Cholesterin ansteigen lässt. Das sind gleich drei Faktoren, die das Herzinfarktrisiko sinken lassen. Die Patienten wurden durch die Nahrungsergänzung nicht nur gesünder, sondern fühlten sich auch subjektiv rundum wohler. Die Teilnehmer der indischen Studie nahmen täglich 100 g frisches Gel zu sich. Ob sich die Ergebnisse der Studie auch mit dem handelsüblichen stabilisierten Trinksaft der Aloe Vera reproduzieren lassen, bleibt noch zu überprüfen. Auf jeden Fall hemmt die in der Sukkulente enthaltene Salicylsäure, aus der das *Aspirin* hergestellt wird, nachweislich die Gerinnungsneigung des Blutes und kann damit das Auftreten von Blutgerinnseln verhindern. Damit sind Aloe-Vera-Nahrungsergänzungsprodukte auf jeden Fall eine gute Möglichkeit zur natürlichen Vorbeugung gegen Herzinfarkt.

Gerade als Schutz vor Herz-Kreislauf-Erkrankungen ist eine Nahrungsergänzung mit frischem Blattgel empfehlenswert. Es stärkt die Gefäße und stellt eine natürliche Herzinfarkt-Prophylaxe dar.

Infektneigung

Wenn alljährlich mit dem Einsetzen der feuchtkalten Witterung wieder einmal die Grippe grassiert, und Sie immer zu den ersten gehören, die sie aufschnappen, dann ist es höchste Zeit für eine Aloe-Vera-Trinkkur. Dazu nehmen Sie über einen Zeitraum von etwa drei Monaten hinweg über den Tag verteilt täglich bis zu 120 ml Aloe-Vera-Saft zu sich. Auch wenn Ihr Organismus durch Überarbeitung, Stress oder andere Faktoren geschwächt und dadurch infektanfällig ist, können Sie sich mit dem Saft des Wüstengewächses etwas Gutes tun. Er stärkt den Körper von innen heraus, sodass sich dieser besser gegen die Attacken von Krankheitskeimen wehren kann.

Insektenstiche

Wird es nach langem Winter endlich wieder warm, so dass wir uns endlich wieder mehr im Freien aufhalten können, fängt es um uns herum zu surren und zu summen an. Die Insekten sind wieder da! Dass sie nicht immer harmlos sind, merken wir spätestens beim ersten Stich. Für die Aloe Vera eine Gelegenheit mehr, sich ihrem Ruf "Erste-Hilfe-Pflanze" als würdig zu erweisen.

Aloe-Anwendungen:

- Stiche öfter mit Aloe-Vera-Gel betupfen oder frisches Blattmark auftragen das stillt den Juckreiz und beugt Entzündungen vor.
- Vor Spaziergängen durch "Gefahrenzonen" empfiehlt es sich, unbedeckte Körperpartien mit reichlich Aloe-Vera-Gel einzureiben. Die Plagegeister mögen den Geruch nicht und suchen sich andere Opfer.

Krebserkrankungen

Krebs – allein das Wort macht Angst, zumal letztendlich weder die Schulmedizin noch die Naturheilkunde über wirklich zuverlässige Heilmethoden verfügen. Da ist es nur verständlich, wenn sich Betroffene an jeden Strohhalm klammern, der ihnen Hilfe verspricht. Nun deuten US-amerikanische Studien darauf hin, dass Acemannan, ein langkettiger Zucker, der in einem aufwendigen Verfahren aus den Blättern der Aloe Vera isoliert wird, die Aktivität der sogenannten T-Killerzellen fördert und dem Körper damit Hilfe zur Selbsthilfe gibt. Dies bedeutet jedoch längst noch nicht, dass Aloe-Vera-Saft nun ein Mittel gegen Krebs sei. Die bei den Versuchen gewählten Acemannan-Dosen überstiegen bei weitem das, was man sich mit einer Nahrungsergänzung vernünftigerweise zuführen kann. Eine Bestätigung mehr dafür, dass wir es hier eben nicht mit einem Medikament, sondern mit einem Lebensmittel zu tun haben, wenn auch mit einem sehr gesunden. So liegt der Vorzug einer Nahrungsergänzung mit Aloe Vera für Krebspatienten auf einer ganz anderen Ebene. Sie stärkt den Organismus insgesamt und schenkt den Betroffenen so ein Stück mehr Lebensqualität. Sie macht die Folgen von Operationen, Chemotherapie und Bestrahlungen erträglicher. Das Immunsystem, das durch die massive Überflutung des Körpers mit Zytostatika in die Knie geht, wird stabilisiert. Durch Medikamente verursachte Übelkeit wird gelindert und Strahlenschäden werden durch die zellregenerierende Wirkung gemildert. Auch eine Behandlung des "Strahlenbrandes" mit frischem Aloe-Vera-Blattmark macht Sinn. Die Entzündungen und Hautverfärbungen, die trotz modernster Apparate auch heute noch oft mit der Strahlentherapie einhergehen, sprechen gut auf das kühle, heilende Gel an. In diesem Sinne ist sowohl die innerliche als auch die äußerliche Anwendung von Aloe-Vera-Präparaten als Begleitung zur Krebstherapie mehr als empfehlenswert.

Mitte der dreißiger Jahre publizierten die US-amerikanischen Ärzte Collins und Collins eine Forschungsarbeit, in der sie über die Heilwirkung der Aloe-Vera bei Strahlenschäden berichten. In ihrer Studie arbeiteten sie mit dem ganzen Blatt, das heißt dem Gel in Kombination mit dem gelben harzigen Saft aus der Schicht unterhalb der Blattrinde.

Magen-Darm-Probleme

Ob Völlegefühl oder Übelkeit, Schmerzen oder Sodbrennen, Blähungen, Durchfall oder Verstopfung – Magen-Darm-Beschwerden sind immer ausgesprochen unangenehm. Ursachen können neben falschem Essen und ungesunder Lebensweise, Bakterien und Viren auch Stress und Ängste sein. Aloe-Vera-Trinksaft wirkt beruhigend und tonisierend auf den gesamten Verdauungstrakt.

Aloe-Anwendungen:

- Machen Sie eine Trinkkur mit Aloe-Vera-Saft. Bei akuten Beschwerden mit kleinen Mengen (1-2 Teelöffel) beginnen und nach und nach auf die "Normaldosis" (30 bis 50 ml) steigern.
- Wenn die Beschwerden vermehrt nach dem Essen auftreten, trinken Sie vor den Mahlzeiten regelmäßig etwas Aloe-Vera-Saft als Apéritif. Das öffnet den Magen und verbessert die Verdaulichkeit.

Nagelbettentzündung

Ob nun durch nervöses Zupfen an der Nagelhaut, Verletzungen oder unsachgemäße Maniküre – eine Nagelbettentzündung kann schnell entstehen und ist meist ausgesprochen schmerzhaft. Abhilfe schafft hier Aloe-Vera-Öl. Massieren Sie es nach jedem Händewaschen ins Nagelbett ein. So kann sich die empfindliche Haut regenerieren.

Neurodermitis

siehe Hautkrankheiten

Parodontose

siehe Zahnfleischbluten

Psoriasis

siehe Hautkrankheiten

Schweißfüße

Zu schwitzen ist ein völlig normaler und wünschenswerter Prozess, der dem Körper Kühlung bringt und Stoffwechselprodukte aus dem Körper ausleitet. Unangenehm wird's erst, wenn sich der Schweiß zersetzt. Dann erst entwickelt sich nämlich der strenge Geruch. Die Aloe Vera wirkt als natürliches Deodorant. Sie unterdrückt nicht die Absonderung von Schweiß, sondern sorgt dafür, dass er besser abgeleitet wird. Gleichzeitig verhindert die leicht bakterizide Wirkung des Gels die Geruchsbildung. So bleiben die Füße auf natürliche Weise trockener und riechen besser.

Sonnenbrand

siehe Verbrennungen

Schwangerschaftsstreifen

Erst ist der Bauch prall und rund. Dann, nach der Geburt, ist er auf einmal welk und schlaff. Manchmal ist das Bindegewebe so stark überdehnt, dass sich hässliche Narben – die sogenannten Schwangerschaftsstreifen – zeigen. Nicht gerade ein stimmungsaufhellender Anblick für die junge Mutter ... Damit es Ihnen nicht ebenso ergeht, sollten Sie rechtzeitig zu Aloe Vera greifen. Sie strafft und festigt das Gewebe. Reiben Sie den Bauch schon während der Schwangerschaft täglich mit dem Saft des Wüstenwunders ab, damit die Haut elastisch und schön bleibt. Übrigens tut die adstringierende Wirkung des Saftes auch den Brüsten gut.

Auch Dehnungsstreifen, wie sie oft mit starker Gewichtsabnahme einhergehen, lassen sich mit Aloe Vera gut behandeln.

Verbrennungen

Bei Hitzeschäden aller Art ist Aloe Vera der Geheimtipp schlechthin! Ob Sie sich nun am Bügeleisen verbrannt haben, zu lange in der Sonne saßen oder das Gewebe durch Reibungshitze beschädigt ist – zum Beispiel, wenn Sie sich die Füße in neuen Schuhen wund gelaufen haben – stets hilft das Gel der Wüstenlilie. Es unterstützt die Regeneration des Gewebes, beugt Entzündungen vor, vermindert die Gefahr unschöner Narbenbildung und lindert den Schmerz. Am besten wirkt das Gel aus dem frischen Blatt, und schon allein deshalb empfiehlt es sich, eine Pflanze auf dem Fensterbrett bereitstehen zu haben. Die betroffenen Stellen sollten möglichst sofort mit Aloe Vera behandelt werden. Achten Sie darauf, die verbrannte Haut stets sorgfältig unter fließendem, kalten Wasser zu reinigen und abzukühlen. Wegen ihres ausgeprägten Penetrationsvermögens könnte die Aloe Vera sonst Schmutz und Bakterien ins Gewebe einschleusen.

Nach einer Verbrennung wird die Narbenbildung umso unregelmäßiger und wulstiger, je länger die Entzündung dauert. Dank ihrer antibakteriellen und wundheilenden Wirkung kann die Wüstenlilie gerade hier gute Dienste leisten.

Verletzungen

Hautabschürfungen, Schnittwunden, verstauchte Knöchel, blaue Flecken – sie alle lassen sich gut mit Aloe-Vera-Gel, noch besser dem frischen Blatt, behandeln. Dieser Tatsache verdankt die Aloe wohl den Beinamen "Erste-Hilfe-Pflanze". Wer ein Exemplar im Blumentopf bereitstehen hat, schneidet ein Stück Blatt in der benötigten Größe zu, halbiert es quer und legt es mit der Gelseite nach unten auf die verletzte Stelle auf. Wer Gel aus der Flasche verwendet, trägt es dick auf und wiederholt die Anwendung so lange immer wieder, bis sich der gewünschte Erfolg einstellt.

Keine Angst, wenn es blutet! Sie können Aloe-Vera-Gel trotzdem verwenden. Es stillt die Blutung, lindert den Schmerz und beschleunigt die Wundheilung. Um Infektionen zu vermeiden, müssen Wunden – egal ob blutend oder nicht – generell gründlich gereinigt werden, bevor Sie das Gel auftragen.

Verstopfung

Bei chronischer Verstopfung ist die pharmazeutische Aloe das Mittel der Wahl. Sie ist vor allem im Dickdarm wirksam und führt im Gegensatz zu anderen Abführmitteln nicht zu einer Gewöhnung mit der Notwendigkeit zur Dosissteigerung. Bei akuter Verstopfung ist die Aloe jedoch nicht angezeigt, denn die Einzeldosis wäre zu hoch und könnte bei Frauen Zwischenblutungen und bei Schwangeren sogar eine Fehlgeburt auslösen. Die pharmazeutische Aloe ist ein Medikament und sollte wegen der Gegenanzeigen und möglichen Nebenwirkungen nur nach Rücksprache mit einem Arzt oder Heilpraktiker genommen werden!
Auch eine Nahrungsergänzung mit Aloe-Vera-Trinksaft wirkt sich positiv auf die Verdauung aus. Zwar ist dieser frei von abführenden Bitterstoffen, doch bei regelmäßiger Einnahme normalisiert er die Darmtätigkeit auf ganz natürliche, schonende Weise.

Aloe-Anwendung:
Bei chronischer Verstopfung zur Nahrungsergänzung über mehrere Wochen hinweg regelmäßig zweimal täglich vor den Mahlzeiten 50 bis 60 ml Aloe-Vera-Trinksaft pur oder verdünnt einnehmen.

Windelsoor

Zarte Baby-Popos müssen einiges aushalten – im feuchtwarmen Klima moderner Wegwerfwindeln und im Kontakt mit Urin und Stuhl gedeihen Bakterien hervorragend. Auch wenn Mama zu scharf oder zu sauer gegessen hat, bleibt das oft nicht folgenlos. Die empfindliche Haut rötet sich und bildet Pusteln. Windelsoor lässt sich gut mit Aloe-Vera-Gel behandeln. Es kühlt und bringt schnelle Linderung. Im akuten Fall häufig Windeln wechseln und jedes Mal messerrückendick Gel auftragen. Zur Vorbeugung empfiehlt es sich, den Baby-Po nach dem Reinigen mit einem in Aloe-Vera-Öl getauchten Wattebausch abzureiben.

Zahnfleischbluten

Zahnfleischbluten ist oftmals ein erstes Anzeichen für Parodontose. Will man vermeiden, dass sich das Zahnfleisch zurückbildet, tut schnelles Handeln Not.

Bestreichen Sie bei Zahnfleischbluten die betroffenen Stellen mit einer Mischung aus Honig und Aloe-Saft – ein hervorragendes Rezept, das schon der Römer Plinius der Ältere in seiner Naturgeschichte beschreibt. Die nachhaltige Wirkung ist neben der Aloe auch dem Honig zu verdanken, dessen desinfizierenden und wundheilenden Eigenschaften mittlerweile auch wissenschaftlich nachgewiesen wurden.

Aloe-Anwendungen:

- Aloe-Vera-Frischblattgel gründlich kauen, sodass es gut im Mund verteilt wird.
- Nach dem Zähneputzen mit Aloe-Vera-Trinksaft gurgeln.
- Regelmäßig Aloe-Vera-Zahnpasta verwenden.

Das können Sie sonst noch tun:

- Achten Sie unbedingt auf perfekte Mundhygiene. Die Hauptursache für Zahnfleischbluten und Parodontose sind Keime, die sich zwischen den Zähnen festsetzen. Allein mit der Bürste lassen sie sich nicht beseitigen. Verwenden Sie regelmäßig Zahnseide!

Auch nach einer Zahnbehandlung ist die Pflege des Mundraumes mit dem frischen Blattgel der Aloe empfehlenswert. Zahnspangen- und Gebissträger können damit auch wunde Stellen kurieren.

Hinweis

Das vorliegende Buch ist sorgfältig erarbeitet worden. Dennoch erfolgen alle Angaben ohne Gewähr. Werder Autorin noch Verlag können für eventuelle Nachteile oder Schäden, die aus den im Buch gemachten praktischen Hinweisen resultieren, eine Haftung übernehmen.

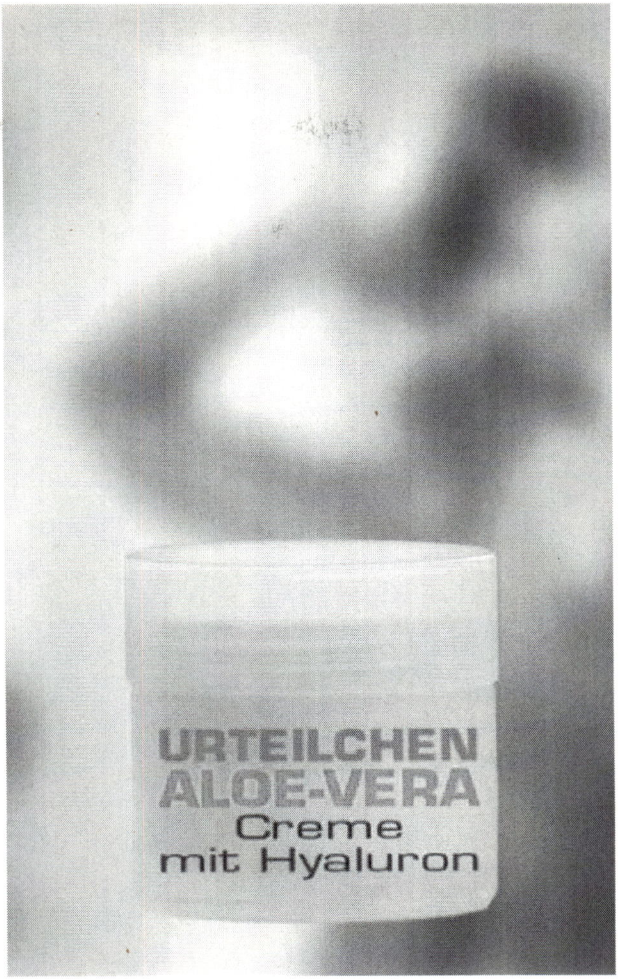

Hochwirksame faltenreduzierende Creme. Hyaluron ist ein natürlicher, bioaktiver Feuchtigkeitsspeicher. Die Haut wird spürbar glatter, straffer und fester. Bei täglicher Anwendung werden selbst Falten reduziert. Die Aloe-Vera Creme ist zudem noch bioenergetisch veredelt.

www.wu-wei.de